Stabilisierungstraining für jugendliche Flüchtlinge mit Traumafolgestörungen

Dr. phil. Marco Walg, geb. 1980. Studium der Psychologie in Frankfurt am Main. Promotion Universität zu Köln. Psychologischer Psychotherapeut (Verhaltenstherapie), DBT-Therapeut. Seit 2016 Leitung der kinder- und jugendpsychiatrischen Ambulanz Wuppertal des Sana-Klinikums Remscheid.

www.cip-medien.com

Stabilisierungstraining für jugendliche Flüchtlinge mit Traumafolgestörungen
Marco Walg

ISBN: 978-3-86294-053-0
CIP-Medien, München 2017
Layout: Onnelli Meyer
Cover: A. E. Sentürk
Illustrationen: Christian Begaso-Walg
Schauspiel und Fotos: Tim Gebert
Video-Clips: Kevin Li

Bezugsquelle
Herold Fulfillment GmbH | Raiffeisenallee 10 | 82041 Oberhaching
cip-medien@herold-va.de | Tel. 0 89-61 38 71 24 | Fax 0 89-61 38 71 20

Bibliografische Information der Deutschen Nationalbibliothek
Die Deutsche Nationalbibliothek verzeichnet diese Publikation in der Deutschen Nationalbibliografie; detaillierte bibliografische Daten sind im Internet über http://dnb.d-nb.de abrufbar.

INHALTSVERZEICHNIS

VORWORT

Unbegleitete minderjährige Flüchtlinge stellen aus kinder- und jugendpsychiatrischer sowie aus psychotherapeutischer Sicht eine Hochrisikogruppe dar. In dem vorliegenden Trainingsmanual wird durchgängig die Bezeichnung „unbegleitete minderjährige Flüchtlinge" verwendet, da der Begriff „Flüchtling" auf die spezifische Lebenssituation der Betroffenen hinweist. Er verdeutlicht, dass die jungen Menschen aus begründeter Furcht geflohen sind, in ihrem Herkunftsland existentielle Bedrohungen erlebt haben und Schutz suchen. Die überwiegende Mehrheit von ihnen ist im Herkunftsland oder während der Flucht traumatisierenden Ereignissen wie Tötung der Eltern, Aufenthalt in einem Kriegsgebiet, Gefangennahme oder Folter ausgesetzt gewesen. Zudem mangelt es ihnen an wichtigen Schutzfaktoren, beispielsweise an sozialer Unterstützung durch Familienmitglieder. Folglich sind in dieser Gruppe psychische Störungen deutlich häufiger als bei begleiteten minderjährigen Flüchtlingen, erwachsenen Flüchtlingen oder als bei MigrantInnen ohne Fluchtgeschichte.

Die steigende Zahl der Flüchtlinge stellt somit eine enorme Herausforderung für die kinder- und jugendpsychiatrische bzw. psychotherapeutische Versorgung dar. Bereits vor der vermehrten Ankunft von Flüchtlingen in Deutschland bestanden in vielen Regionen lange Wartezeiten auf Termine zur Diagnostik oder auf einen Therapieplatz. Die Versorgung von traumatisierten minderjährigen Flüchtlingen wird durch verschiedene Bedingungen erschwert: Das Fehlen einer gemeinsamen Sprache wirft die Frage nach der Organisation und der Finanzierung von DolmetscherInnen bzw. Sprach- und KulturmittlerInnen auf. Manche Flüchtlinge zeigen eine ablehnende Haltung oder mangelndes Verständnis gegenüber psychotherapeutischen Verfahren. Die Erfragung vieler Informationen im Rahmen der Anamneseerhebung kann eine emotionale Belastung darstellen, aber auch hohes Misstrauen wecken, wenn Erinnerungen an vorausgegangene Interviews in Behörden hervorgerufen werden.

MitarbeiterInnen der Wohngruppen, in denen die unbegleiteten Flüchtlinge untergebracht sind, und Lehrkräfte in Schulen sind häufig mit den Symptomen von Traumafolgestörungen konfrontiert. Die Jugendlichen können durch Schlafstörungen, erhöhte Schreckhaftigkeit, leichte Reizbarkeit, hohe Emotionalität, Konzentrationsschwierigkeiten, sozialen Rückzug, Freudlosigkeit oder selbstverletzende Verhaltensweisen auffallen. Lange Wartezeiten in der ambulanten kinder- und jugendpsychiatrischen bzw. psychotherapeutischen Versorgung führen dann nicht selten zu Zuspitzungen und krisenhaften Dekompensationen, die schließlich in Notfallvorstellungen in der Kinder- und Jugendpsychiatrie enden. Solche Notfallvorstellungen gehen oft mit Belastungen für alle Beteiligten einher. Für die MitarbeiterInnen der Wohngruppen gestaltet es sich häufig schwierig, in einer Krisensituation ohne Eskalationen und ohne zusätzliche personelle Unterstützung die Vorstellung in der Kinder- und Jugendpsychiatrie zu realisieren. Nicht selten muss eine solche Notvorstellung unter Einbezug der Polizei erfolgen. Wenn spontan kein Dolmetscher zu organisieren ist, kann das Personal der Klinik vor der Herausforderung stehen, trotz sprachlicher Verständigungsprobleme und Unkenntnis eines möglichen kulturspezifischen Hintergrundes bestimmter Verhaltensweisen eine Einschätzung vornehmen zu müssen. Die erforderliche Anwesenheit des Vormundes kann zu längeren Wartezeiten führen. Für den minderjährigen Flüchtling kann diese Situation vollständig unverständlich sein. Der Aufenthalt in der Klinik gegen seinen Willen kann mit Gefühlen von Hilflosigkeit und Machtlosigkeit einhergehen. Insbesondere bei traumatisierten Flüchtlingen mit Inhaftierungserfahrung kann eine Notvorstellung unter solchen Umständen zu einer Reaktualisierung der traumatischen Erlebnisse führen.

Eine Möglichkeit, der Herausforderung der Versorgung von Flüchtlingen mit Traumafolgestörungen zu begegnen, ist die Einrichtung spezieller ambulanter Angebote. Dieser Ansatz liegt dem vorliegenden Stabilisierungstraining zugrunde. Als Reaktion auf die steigende Zahl von Notvorstellungen unbegleiteter minderjähriger Flüchtlinge in einer Kinder- und Jugendpsychiatrie erfolgte die Entwicklung des vorliegenden Trainingskonzepts. In der klinischen Praxis zeigte sich, dass das Stabilisierungstraining ohne bedeutsame Investitionen schnell umgesetzt werden konnte. Die Durchführung im Gruppensetting ermöglichte es, ohne Erhöhung des Personals eine größere Zahl von PatientInnen zu versorgen. Durch die Ausweitung des ambulanten Angebotes für jugendliche Flüchtlinge konnte die Zahl der Krisenvorstellungen deutlich reduziert werden. Das Training ist spracharm konzipiert und stützt sich auf Bildmaterialien und Videoclips, sodass der Einsatz von DolmetscherInnen verzichtbar ist. Aufgrund bekannter hoher Raten von Therapieabbrüchen bei jugendlichen Flüchtlingen war es zudem ein Anliegen, das Training mit möglichst wenigen Sitzungen zu konzipieren.

Das Training richtet sich an jugendliche Flüchtlinge mit Traumafolgestörungen wie posttraumatische Belastungsstörung, depressive Störungen oder Angststörungen. Ziel des Trainings ist eine emotionale und psychische Stabilisierung der Teilnehmenden. Das Training kann sowohl im Gruppensetting als auch in der Einzeltherapie durchgeführt werden. Da die Versorgungsangebote für die Hochrisikogruppe der unbegleiteten minderjährigen Flüchtlinge ausgebaut werden müssen, richtet sich dieses Manual nicht nur an Kinder- und JugendpsychiaterInnen, psychologische PsychotherapeutInnen und Kinder- und JugendlichenpsychotherapeutInnen, sondern auch an pädagogische MitarbeiterInnen von Wohngruppen und Clearingstellen. Das Trainingskonzept wurde so entwickelt, dass keine bedeutsamen psychotherapeutischen Kompetenzen zur Durchführung erforderlich sind. So kann das Training direkt vor Ort in den Wohngruppen von MitarbeiterInnen angeboten werden, die den Jugendlichen vertraut sind. Das vorliegende Stabilisierungstraining soll auf diese Weise einen Beitrag zur besseren Versorgung der traumatisierten Flüchtlinge leisten.

Das Stabilisierungstraining für jugendliche Flüchtlinge mit Traumafolgestörungen wurde 2016 vom Ministerium für Gesundheit, Emanzipation, Pflege und Alter des Landes Nordrhein-Westfalen als „vorbildlich für die Weiterentwicklung des nordrhein-westfälischen Gesundheitssystems“ bewertet und in die Landesinitiative „Gesundes Land Nordrhein-Westfalen“ aufgenommen. 2017 wurde das Trainingskonzept mit dem Innovationspreis der Fachgruppe Psychiatrie der Stadt Wuppertal ausgezeichnet.

Düsseldorf, im Juni 2017

Marco Walg

1. TRAUMA „FLUCHT"

Wer mit unbegleiteten minderjährigen Flüchtlingen arbeitet, muss auf Lebensgeschichten mit unvorstellbarem Leid gefasst sein. Ein Ergebnis der Untersuchung von Brigitte Hargasser (2014) ist, dass sich unbegleitete minderjährige Flüchtlinge im Aufnahmeland in ihrem seelischen Leid zu wenig wahrgenommen fühlen. Flüchtlinge gaben in Interviews an, dass sie sich mehr Verständnis für ihre schwierige Situation wünschten. Ihrer Meinung nach mangele es an Wissen, welche schlimmen Ereignisse sie in ihrem Heimatland und auf dem Fluchtweg erleiden mussten, und an der Vorstellung, wie schwierig geforderte Anpassungsleistungen fallen und welche Umstellungen hierzu nötig sind. Dieses Kapitel hat das Ziel, das Verständnis für die Lebenssituation von geflüchteten Jugendlichen zu erhöhen, da dies eine Grundlage für eine erfolgreiche Arbeit mit dieser Gruppe darstellt.

Das Ausmaß der emotionalen Belastung von Menschen, die aus ihrem Heimatland fliehen mussten, wird nicht nur durch potentiell traumatisierende Ereignisse vor der Flucht beeinflusst. Die Stressbelastung im Aufnahmeland hat einen ebenso bedeutsamen Einfluss auf die psychische Gesundheit der Menschen (vgl. Miller & Rasmussen, 2016). Konzepte von Traumafolgestörungen wie beispielsweise der Post-traumatischen Belastungsstörung, die traumatisierende Ereignisse in der Vergangenheit als Ursache der emotionalen und psychischen Belastung betrachten, werden dem Leid der Flüchtlinge nicht gerecht. Diese auf die Vergangenheit fokussierten, eher mono-kausalen Modelle vernachlässigen nämlich die anhaltenden Stressoren in der gegenwärtigen Lebenssituation. Zu einem besseren Verständnis führt die Betrachtung der Flucht als potentiell traumatisierender Prozess, der sich auch nach Ankunft im Aufnahmeland fortsetzt. Modelle einer solchen chronologischen Betrachtungsweise unterteilen den Verlauf der Flucht in unterschiedliche Abschnitte, beispielsweise in Prä-Flucht, Flucht und Post-Flucht (vgl. Miller & Rasco, 2004; De Haene, Grietens & Verschueren, 2007). Die Perspektive auf den Fluchtverlauf berücksichtigt, dass Flüchtlinge in der Regel über einen längeren Zeitraum einer Vielzahl von Belastungen und negativen Erfahrungen ausgesetzt sind. Es gibt in der Regel nicht ein einmaliges punktuelles traumatisches Ereignis, das anschließend die psychische Gesundheit beeinträchtigt. Viel häufiger erleben Flüchtlinge eine Abfolge mehrerer traumatischer Geschehnisse. Eine Studie aus Norwegen (Jensen, Fjermestad, Granly et al., 2015) zeigt, dass unbegleitete minderjährige Flüchtlinge im Alter zwischen 10 und 16 Jahren im Durchschnitt über 5,5 potentiell traumatisierende Ereignisse berichteten. Am häufigsten wurden der Tod einer nahestehenden Person (von 68 %), Gewalterfahrungen (von 63 %) und Kriegsgeschehnisse (von 62 %) genannt. In einer Untersuchung in Großbritannien (Bronstein, Montgomery & Dobrowolski, 2012) gaben 222 unbegleitete minderjährige Flüchtlinge aus Afghanistan im Alter zwischen 13 und 18 Jahren im Durchschnitt das Erleben von 6,6 potentiell traumatisierenden Ereignissen an. In dieser Studie wurde ebenfalls der Verlust einer nahestehenden Person als häufigstes Ereignis angeführt (von 80 %).

Im Folgenden werden typische Belastungen in der Prä-Flucht-, Flucht- und Post-Flucht-Phase dargestellt. Das Kapitel erhebt keinen Anspruch auf Vollständigkeit. Es sollen vielmehr die Umstände vor der Flucht, auf dem Fluchtweg und nach Ankunft im Aufnahmeland von Flüchtlingen aus verschiedenen Ländern exemplarisch dargestellt werden. Berichte von jungen Flüchtlingen sollen die Belastungsfaktoren verdeutlichen. Ein Exkurs gibt Hinweise zum Umgang mit geflüchteten Jugendlichen in der Post-Flucht-Phase.

1.1 Häufige Fluchtgründe: die Prä-Flucht-Phase

Die Statistiken des UNHCR (2016a) zeigen, dass 2015 über 65 Millionen Menschen weltweit auf der Flucht waren. 51 % der Flüchtlinge waren unter 18 Jahre alt. In den Jahren 2013 bis 2015 flohen die meisten Menschen aus Syrien, Afghanistan und Somalia. Diese drei Länder gehören gemäß dem Global Peace Index 2016 zu den fünf unsichersten Staaten dieser Erde; Syrien war 2016 das gefährlichste Land der Welt (Institute for Economics & Peace, 2016a). Menschen in diesen Ländern befinden sich häufig in Lebensgefahr und fliehen daher, um ihr Leben zu retten. In diesem Kapitel sollen häufige Fluchtgründe auch anhand von Fallbeispielen geschildert werden. Hierzu werden die Berichte von Jugendlichen aus den Hauptherkunftsländern Syrien, Afghanistan und Somalia sowie Berichte von Jugendlichen aus Bangladesch und Marokko wiedergegeben.

1.1.1 Ost- und Westafrika

In Westafrika, beispielsweise in Guinea und Nigeria, ist die wirtschaftliche Lage für den Großteil der Bevölkerung als sehr schwierig zu bezeichnen. Das Auswärtige Amt geht davon aus, dass mehr als die Hälfte der Bevölkerung in Nigeria in extremer Armut lebt; das tägliche Einkommen also weniger als 1,25 US-Dollar beträgt. Die Arbeitslosigkeit, vor allem in der jungen Bevölkerung, ist hoch (Auswärtiges Amt, 2016a). Die schlechte wirtschaftliche Situation hat in Guinea zu einer Ausbreitung von bandenmäßiger Gewaltkriminalität geführt. Es steigen die Zahlen von Vandalismus und Raubmorden. Zudem entstehen immer wieder gewaltsame Konflikte zwischen Familienclans und unterschiedlichen ethnischen Gruppen (Auswärtiges Amt, 2016b). Im Nordosten Nigerias fliehen Menschen vor den Gräueltaten der islamistischen Terrorgruppe Boko Haram. Die Terrorgruppe rekrutiert junge Männer unter Zwang zu Kampfeinsätzen, verheiratet junge Mädchen gegen ihren Willen, nutzt und verkauft ältere Frauen als Arbeitssklaven. Christen und erwachsene Männer werden häufig hingerichtet. Es wird davon ausgegangen, dass Boko Haram die weibliche Bevölkerung im Nordosten Nigerias systematisch verschleppt. Aufsehen erregte im April 2014 die Entführung von mehr als 200 Mädchen aus einer Schule (vgl. Scheen, 2015). Ein 17-jähriger Flüchtling aus Nigeria, der von Boko Haram zwangsrekrutiert worden war, berichtete dem Autor, dass jeden Abend ein LKW mit jungen Mädchen in das Lager gebracht worden sei, die dem Vergnügen der Kämpfer dienten. Mädchen und Frauen, die aus der Gefangenschaft von Boko Haram fliehen konnten (vgl. Bauer, 2015) berichten von systematischen Zwangsheiraten und Vergewaltigungen von Frauen und minderjährigen Mädchen. Nach Überfällen von Dörfern seien die weiblichen Dorfbewohnerinnen zusammengetrieben und gezwungen worden, sich zum Islam zu bekennen. Die Menschen, die sich diesem Bekenntnis oder der Zwangsheirat verweigert hätten, seien getötet worden, beispielsweise indem man ihnen mit einem Messer die Köpfe abgeschnitten habe. Die meisten männlichen Dorfbewohner seien getötet worden. Die Dörfer seien zerstört worden. Leichen seien in die Brunnen geworfen worden, um das Wasser zu vergiften. Die weiblichen Dorfbewohnerinnen seien in ein Lager von Boko Haram in einem Wald verschleppt worden. Ältere Frauen seien dort meist als Arbeitssklavinnen benutzt worden. Jüngere Frauen und Mädchen seien zwangsverheiratet worden oder unter Druck zu Selbstmordattentäterinnen ausgebildet worden. Frauen, die sich ihren neuen Ehemännern widersetzt hätten, seien körperlich misshandelt oder getötet worden.

Weiterhin werden in Nigeria bestimmte Gruppen systematisch verfolgt. So sind beispielsweise homosexuelle Handlungen illegal. Homosexuellen drohen mehrjährige Gefängnisstrafen und in manchen Teilen von Nigeria sogar die Todesstrafe.

Westafrikanische Staaten wie Somalia und Eritrea gehören zu den ärmsten Ländern der Welt. Von männlichen geflüchteten Jugendlichen aus Eritrea wird häufig der langjährige verpflichtende Militärdienst als Fluchtgrund genannt. In Somalia ist die Sicherheit der Bevölkerung besonders durch die islamistische Terrorgruppe Al-Shabaab bedroht, welche Dörfer und Städte überfällt und junge Männer für ihre Kämpfe rekrutiert. Darüber hinaus bestehen bewaffnete Konflikte zwischen verschiedenen Clans und Sub-Clans, sodass die Sicherheit der Zivilbevölkerung auch durch Kampfhandlungen und kriminell motivierte Gewalt gefährdet ist (Auswärtiges Amt, 2016c). Die folgenden zwei Beispiele sollen die Lage in Somalia und die Fluchtgründe aus dem Land verdeutlichen.

BEISPIEL 1: DAHIR AUS SOMALIA

Dahir (Name geändert) stammt aus Somalia. Er erreichte Deutschland im Mai 2015 im Alter von 16 Jahren. Dahir wurde als jüngster von vier Söhnen seiner Eltern in der Hauptstadt Mogadischu geboren. Beide Elternteile waren berufstätig, um die Familie zu ernähren. Die Mutter verkaufte Obst an einem Marktstand. Der Vater betrieb eine Art Saftbar in der Stadt und verkaufte frisch gepresste Säfte. Aufgrund der Berufstätigkeit der Eltern hat Dahir eine sehr innige Beziehung zu einem seiner Brüder aufgebaut, der ihn praktisch großzog. Dieser Bruder arbeitete später als Englischlehrer und unterrichtete auch Dahir in Englisch.

Ca. 2010 wurde die Mutter auf ihrem Weg von der Arbeit nach Hause von Unbekannten in ihrem Auto erschossen. Dahir war zu diesem Zeitpunkt 10 Jahre alt. Die Täter hatten es sehr wahrscheinlich auf die Tageseinnahmen der Mutter abgesehen. Dahir selbst war bei der Tat nicht anwesend. Er sah jedoch wenige Zeit später das Auto mit den vielen Einschusslöchern und der Leiche seiner Mutter darin. Ca. 2012 wurde in unmittelbarer Nähe der Saftbar des Vaters ein Auto zur Explosion gebracht. Dahir war bei dem Bombenattentat nicht anwesend. Einer seiner Brüder erzählte ihm später, dass der Vater die Explosion nicht überlebte. Der Körper des Vaters sei zerfetzt worden und nicht mehr zu erkennen gewesen. So verlor Dahir innerhalb weniger Jahre seine beiden Eltern durch Gewaltakte und war fortan auf die Unterstützung durch seine Brüder angewiesen.

2014 wurden die Brüder wiederholt von Al-Shabaab bedroht und misshandelt. Einmal wurde Dahir mehrere Tage lang von Mitgliedern der Al-Shabaab eingesperrt und gefoltert. Die Männer schlugen ihn mit Stöcken und Gewehren auf den Rücken. Bis heute leidet Dahir unter Rückenschmerzen. Mehrere Narben infolge der Gewalt sind auf seinem Körper sichtbar. Die Männer hielten ihn fest und traten in seine Hoden, sodass Dahir ca. zwei Monate lang nicht mehr gehen konnte und ärztlich behandelt werden musste. Noch in Deutschland klagte er über Schmerzen beim Urinieren, die er seitdem hatte. Bei einer ärztlichen Untersuchung in Deutschland wurde eine Hodenatrophie, also ein stark verkleinerter Hoden, festgestellt. Aufgrund der Beschwerden von Dahir war eine Operation notwendig.

Ende 2014 wurden Dahir und seine Brüder erneut von Al-Shabaab gefangen genommen. Dahir musste ansehen, wie sein „Lieblingsbruder" hingerichtet wurde. Die Männer von Al-Shabaab fesselten die Hände des Bruders auf dem Rücken und stülpten ihm eine Papiertüte über den Kopf. Dann wurde er durch einen Kopfschuss hingerichtet. Zeitgleich wurden weitere gefangene Jugendliche vor den Augen von Dahir hingerichtet. Er sah, wie einige der Gefangenen enthauptet wurden. Seine beiden anderen Brüder wurden an diesem Tag verschleppt. Dahir hat nie wieder etwas von den Brüdern gehört. Dahir selbst wurde später von den Al-Shabaab wieder frei gelassen. Die Männer kündigten an, dass er beim nächsten Mal sterben werde.

Dahir floh daraufhin zunächst zu einem Onkel. Dieser organisierte und finanzierte einen Schleuser für Dahir. Anfang 2015 floh Dahir aus Somalia in Richtung Europa.

BEISPIEL 2: RANI AUS SOMALIA

Rani (Name geändert) stammt aus Somalia. Er floh 2014 im Alter von 18 Jahren nach Deutschland.

Rani wuchs bei seiner Großmutter mütterlicherseits in einem Dorf in Somalia nahe der Grenze zu Äthiopien auf. Seine Eltern lernte er nie kennen. Seine Oma erzählte ihm, dass diese verstorben seien, als er etwa 1,5 Jahre alt war. Rani fragte seine Oma oft, wie seine Eltern verstorben seien. Diese Fragen hat seine Großmutter jedoch nie beantwortet. Die Großmutter war zum Zeitpunkt der Flucht von Rani 69 Jahre alt. In der Vergangenheit betrieb sie einen Kiosk für Süßigkeiten und sicherte so den Lebensunterhalt für sich und ihren Enkel.

Rani besuchte in seinem Dorf sieben Jahre lang eine „Sprachschule". Er betonte, dass dies keine richtige Schule gewesen sei, weil er dort nicht viel gelernt habe. Nach der Schule hütete Rani zwei Ziegen, welche die Großmutter besaß, und führte diese zu Weideflächen.

2011 überfiel eine Gruppe der Al-Shabaab das Dorf, um junge Männer für Kampfeinsätze zu rekrutieren. Die Männer waren mit Schusswaffen bewaffnet. Sie suchten die jungen Männer im Dorf und befragten diese anschließend einzeln. Rani teilten sie mit, dass er ein „auserwählter Gotteskrieger" sei und sich ihrem Kampf anschließen müsse. Viele Jugendliche schlossen sich an diesem Tag den Al-Shabaab an. Rani und einige andere Jugendliche lehnten das Kämpfen jedoch ab. Rani teilte nicht die Ziele der Al-Shabaab. Zudem wusste er, dass seine Großmutter auf ihn angewiesen war. Die Männer der Al-Shabaab akzeptierten an diesem Tag die Weigerungen der Jugendlichen. Es blieb bei den Einzelgesprächen. Zwei Tage später kehrten die Al-Shabaab jedoch ins Dorf zurück. Die jugendlichen „Verweigerer" wurden zu einem Termin vor dem Gefängnis im Dorf einbestellt. Rani und die anderen Jugendlichen erschienen zu dem Termin. Sie wurden erneut gefragt, ob sie sich der Al-Shabaab anschließen wollten. Rani und sieben weitere Jugendliche verneinten dies erneut, woraufhin sie für fünf Tage in dem Dorfgefängnis von den Al-Shabaab eingesperrt wurden. Anschließend wurden alle Dorfbewohner zum „Kriegsgericht" eingeladen. Von den acht inhaftierten Jugendlichen änderten vier zwischenzeitlich ihre Meinung und schlossen sich den Al-Shabaab an. Rani und die drei anderen „Verweigerer" hielten auch vor dem Kriegsgericht an ihrer Meinung fest und wollten sich der Gruppe nicht anschließen. Daraufhin wurde zwei Jugendlichen vor der versammelten Dorfgemeinschaft jeweils die linke Hand abgehackt. Rani selbst und der andere Jugendliche wurden mit Händen und Füßen an Holzpfähle gefesselt, sodass sie mit ausgestrecktem

Körper auf dem Platz standen. Dann schlugen zwei Männer der Al-Shabaab mit einer Eisenstange und einer Machete auf sie ein. Rani erinnert sich, dass der eine Mann ihn mit der Eisenstange wiederholt in den Bauch schlug. Der andere Mann hieb mit der Machete auf seinen Fuß ein. Auf Rani wurde solange eingeschlagen, bis er vor Schmerzen ohnmächtig wurde. Rani wachte erst wieder in einem Krankenhaus auf. Dort teilte man ihm mit, dass er 13 Tage lang im Koma gelegen habe. Rani sah, dass sein Bauch „angeschwollen" war. Er musste operiert werden. Die Verletzungen am linken Fuß durch die Machete entzündeten sich, sodass diese ebenfalls operiert werden mussten. Nach der Entlassung aus dem Krankenhaus war Rani ca. drei Monate lang bettlägerig. Er konnte nicht aufstehen oder laufen. Seine Großmutter pflegte ihn. Von anderen Dorfbewohnern erfuhr Rani, dass die Al-Shabaab auf ihn warteten. Sie hätten angedroht, ihn zu erhängen, falls er sich weiterhin einer Rekrutierung widersetze. Im Februar 2014 floh Rani daher zu Fuß in Richtung Europa.

1.1.2 Syrien

Seit 2011 herrscht in Syrien Krieg. Aus zunächst friedlichen Demonstrationen im Zuge des sogenannten Arabischen Frühlings entwickelte sich ein Bürgerkrieg, in dem die Regierung um Staatspräsident al-Assad Bodentruppen und die Luftwaffe zur gewaltsamen Niederschlagung der Proteste im Land einsetzte. Im weiteren Verlauf entwickelte sich ein Krieg, in dem mehrere Gruppen gegeneinander kämpfen: die syrischen Regierungstruppen, verschiedene bewaffnete Rebellengruppen, kurdische Milizen, die islamistische Terrororganisation al-Nusra-Front sowie die Terrormiliz Islamischer Staat (IS). Ab 2014 beteiligen sich die USA an dem Krieg und führen Luftschläge gegen den IS. Rebellengruppen werden mit Waffen versorgt. Seit 2015 führt auch Russland Luftschläge gegen verschiedene Gruppen.

Laut UNHCR führte der Krieg in Syrien zur „größten humanitären Flüchtlingskrise unserer Zeit" (UNHCR, 2016b): Fast sieben Millionen Menschen seien innerhalb Syriens auf der Flucht, fast fünf Millionen Menschen seien in die Nachbarländer geflohen und hunderttausende Menschen seien nach Europa geflohen. Amnesty International (2014) berichtete von weitreichenden Kriegsverbrechen in dem Land: Folter von Inhaftierten, Bombardierungen von Wohngebieten, Selbstmordattentate in Wohngebieten u. a.

Einer der vielen Flüchtlinge aus Syrien ist Arif.

BEISPIEL 3: ARIF AUS SYRIEN

Arif (Name geändert) wuchs in Syrien mit einer jüngeren Schwester, einem jüngeren Bruder sowie einem älteren Bruder bei seinen Eltern auf. Der Vater betrieb ein Bekleidungsgeschäft. Die Mutter verdiente Geld als Näherin. Arif besuchte in Syrien 7 Jahre lang eine Schule. Er selbst berichtete, dass er ein sehr lebenslustiger Junge gewesen sei. Er habe in der Schule und zu Hause viele Späße gemacht, habe viel gelacht, sodass er sehr beliebt gewesen sei und viele Freunde gehabt habe.

Auch nach Kriegsausbruch ließ sich Arif seine Lebensfreude zunächst nicht nehmen. Er versuchte, mit seinen Freunden den gewohnten Alltag so gut wie möglich aufrecht zu erhalten. Sie gingen weiterhin zur Schule, trafen sich nach der Schule zu gemeinsamen Aktivitäten, obwohl die Lebensgefahr durch Bombardierungen und Beschüsse allgegenwärtig war. Im Laufe der Zeit verlor Arif fast alle seine Freunde, weil sie flohen, getötet wurden oder plötzlich verschwunden waren. Unvergessen bleibt für Arif jener Tag, an dem er sich auf dem Weg nach Hause auf der Straße von einem seiner besten Freunde verabschiedete. Die beiden Jungen gingen getrennte Wege. Arif hatte nur wenige Schritte in Richtung seines Familienhauses gemacht, als das Wohnviertel durch eine Explosion erschüttert wurde. Arif selbst blieb unverletzt. Er hörte viele Schreie aus der Richtung, in welcher sein Freund gegangen war. Arif rannte in diese Richtung und erblickte die Folgen der Explosion. Er fand auch den leblosen Körper seines Freundes, der in Stücke gerissen war. Arif berichtete, dass er an diesem Tag seine Lebensfreude verloren habe.

Kurze Zeit später floh Arif mit seiner Familie in die Türkei. Dort organisierten seine Eltern die weitere Flucht für Arif nach Europa. Arif erreichte Deutschland 2016 im Alter von 17 Jahren.

1.1.3 Afghanistan

Als Reaktion auf die Terroranschläge vom 11. September 2001 folgte ca. einen Monat später unter Führung der USA eine militärische Invasion Afghanistans, wo der Drahtzieher der Terroranschläge, Osama bin Laden, vermutet wurde. Die Taliban wurden zunächst weitgehend zurückgedrängt. Eine demokratisch legimitierte Regierung wurde mit Unterstützung durch die internationale

Afghanistan-Schutztruppe etabliert. Die Taliban schlugen jedoch zurück, brachten Teile des Landes erneut unter ihre Kontrolle. Mit Terroranschlägen versuchen sie gezielt, die Zivilbevölkerung einzuschüchtern und das Land zu destabilisieren. Ihr Einfluss hat sich in den letzten Jahren wieder vergrößert. Gemäß dem Global Terrorism Index 2016 ist Afghanistan nach dem Irak der Staat mit den meisten terroristischen Aktivitäten. Die Taliban waren 2015 für über 4500 Todesopfer von Terroranschlägen verantwortlich, eine Zunahme von fast 30 % gegenüber dem Vorjahr (Institute for Economics & Peace, 2016b). Zudem gewann die Terrormiliz Islamischer Staat (IS) zunehmend an Einfluss. Medienberichten zufolge wurden bei Gebietseroberungen ganze Stämme und Familien vom IS hingerichtet. 2015 war der IS gemäß dem Global Terrorism Index 2016 die „tödlichste Terrororganisation weltweit (Institute for Economics & Peace, 2016b). Für die Bevölkerung besteht also die Gefahr, Opfer der Taliban oder des IS zu werden. Es besteht Lebensgefahr und das Risiko verschleppt, zwangsverheiratet, für Kampfeinsätze rekrutiert zu werden. Die Geschichte von Navid soll beispielhaft verdeutlichen, aus welchen Gründen Menschen aus Afghanistan fliehen.

BEISPIEL 4: NAVID AUS AFGHANISTAN

Navid (Name geändert) stammt aus Afghanistan. Er floh 2013 im Alter von 16 Jahren aus seinem Heimatland nach Deutschland. Navid verlor seine Eltern, als er sieben Jahre alt war. Sein Vater wurde als Kämpfer im Krieg getötet. Seine Mutter floh vor Kampfhandlungen mit Navid und wurde dabei von Splittern einer Rakete getroffen. Die Mutter verblutete vor den Augen von Navid.

Nach dem Tod seiner Eltern wurde Navid von einem Ehepaar aufgenommen, dessen Kinderwunsch unerfüllt blieb. Die Frau behandelte Navid wie ihren eigenen Sohn, schenkte ihm viel Zuwendung und Aufmerksamkeit, sodass sich eine sehr gute Beziehung zwischen den beiden entwickelte. Zum Mann bestand hingegen eine schlechte Beziehung. Er war spielsüchtig, konsumierte täglich Alkohol und Drogen. Sowohl seine Ehefrau als auch Navid wurden fast täglich von ihm beleidigt, mit einem Stock geschlagen, gedemütigt. Navid hatte große Angst vor dem Mann, weil er oft berauscht war und immer eine Schusswaffe bei sich trug, mit der er auch drohte.

Navid besuchte sieben Jahre lang eine Schule. Er ging sehr ungern zur Schule, hatte Angst auf dem Schulweg und auf dem Schulgelände, weil die Taliban dort regelmäßig präsent waren. Die Taliban entführten regelmäßig Schüler von dort. Daher war für Navid die Schule weniger ein Ort der Bildung, sondern vielmehr ein Ort der Angst.

Der Mann, der Navid aufgenommen hatte, pflegte intensive Kontakte zu den Taliban. Die Taliban waren oft zu Besuch und bekundeten gegenüber Navid offen ihr Interesse an seiner Person. Navid war bemüht, den Taliban aus dem Weg zu gehen, wobei die Ehefrau des Mannes ihn unterstützte. Die Taliban fragten jedoch direkt nach ihm, sodass Navid regelmäßig den Männern „vorgeführt“ wurde. Als Navid 16 Jahre alt geworden war, wollten die Taliban ihn wiederholt mitnehmen. Die Frau verhinderte dies jedoch mit dem Hinweis, dass Navid noch zu jung sei. Schließlich setzten die Taliban fest, dass sie Navid spätestens an seinem nächsten Geburtstag zu sich holen würden, damit er eine Ausbildung in ihrem Lager absolviere. Die Frau wollte Navid davor schützen und gemeinsam mit ihm fliehen. Sie verkaufte ihren Schmuck, konnte jedoch nicht ausreichend Geld aufbringen, sodass sie sich entschied, in Afghanistan zu bleiben und Navid in die Hände eines Schleusers zu geben.

1.1.4 Nordwestafrika

In den letzten Monaten des Jahres 2015 ist die Zahl der Flüchtlinge aus den Maghreb-Staaten Marokko, Tunesien und Algerien gestiegen. Diese Staaten wurden mittlerweile von der Bundesregierung als sichere Herkunftsstaaten eingestuft. Amnesty International (2016a) stellte jedoch fest, dass in Marokko das Recht auf freie Meinungsäußerung, Vereinigungs- und Versammlungsfreiheit weiterhin eingeschränkt sind. Friedliche Demonstrationen seien gewaltsam aufgelöst worden. In Gefängnissen sei es zu Folter und Misshandlungen gekommen. Dem Länderbericht Algerien von Amnesty International (2015) ist zu entnehmen, dass große Teile der Bevölkerung unter Arbeitslosigkeit leiden. Es herrscht Wohnungsnot. In den verschiedenen Teilen des Landes besteht Gefahr durch Anschläge bewaffneter Gruppen. Menschenrechtsverletzungen in Form von Tötungen von Zivilisten, Entführungen, Vergewaltigungen, Misshandlungen durch bewaffnete Gruppen seien ebenso festgestellt worden wie Folter durch Sicherheitskräfte. Das Auswärtige Amt (2016d) weist auf die Gefahr durch Terroranschläge und gewaltsame Auseinandersetzungen zwischen lokalen Bevölkerungsgruppen hin. Auch in Tunesien besteht derzeit eine erhöhte Gefahr durch den islamistischen Terrorismus und Gewalt durch kriminelle Banden (Auswärtiges Amt, 2016e).

Viele Menschen aus Nordwestafrika fliehen also vor Gewalt, Diskriminierung, Armut oder Perspektivlosigkeit. Das Beispiel des Jugendlichen Ismail aus Marokko soll dies veranschaulichen.

BEISPIEL 5: ISMAIL AUS MAROKKO

Ismail (Name geändert) floh 2015 im Alter von 16 Jahren aus Marokko nach Deutschland. Ismail hat seine leiblichen Eltern nie kennen gelernt. Bis heute weiß er nicht, wer seine Eltern sind, ob sie noch leben. Ebenso unklar ist für ihn, aus welchem Grund seine Eltern ihn weggegeben haben. Ismail wuchs bei einer Tante und deren fünf älteren Söhnen auf. Ob diese Frau tatsächlich eine Schwester seines leiblichen Vaters ist, weiß er nicht. Über den Verbleib des Ehemanns der Tante erfuhr er nichts. Die fünf Söhne der Tante machten Ismail immer deutlich, dass er eigentlich nicht zur Familie gehört und kein leiblicher Bruder von ihnen ist. Sie grenzten ihn stets aus, zeigten ihm, dass er unerwünscht war. Die Tante bevorzugte stets ihre leiblichen Söhne, sodass Ismail bei vielen Dingen benachteiligt wurde. Er war beispielswiese das einzige Kind, das bei Festen keine Geschenke erhielt. Er musste viele Arbeiten im Haushalt verrichten, während die anderen Kinder eher verwöhnt wurden. Ismail fühlte sich ausgegrenzt, hatte das Gefühl, unerwünscht zu sein.

Im Alter von 9 Jahren fasste Ismail den Beschluss, die Familie der Tante zu verlassen. Er lebte anschließend ca. 6 Jahre lang auf der Straße. Dort schloss er sich nacheinander verschiedenen Gruppen an und fand Freunde. Dennoch führte er einen täglichen Kampf um sein Überleben und er litt fast immer unter Hunger. Gemeinsam mit Freunden suchte er täglich nach Essbarem. Gelegentliche Jobs als Tagelöhner brachten ihm wenig Geld ein, das Ismail meist für Zigaretten und Alkohol ausgab. Er betrank sich, um seine Ängste auf der Straße zu lindern. Häufig erlebte er bewaffnete Auseinandersetzungen zwischen einzelnen Jugendlichen oder gar ganzen Banden. Freunde von ihm wurden ermordet. Ismail selbst wurde wiederholt überfallen und mit einem Messer angegriffen. Die Narben an Armen und Beinen infolge der Angriffe sind bis heute sichtbar. Ismail berichtete, dass bewaffnete Auseinandersetzungen und die ständige Gefahr für ihn alltäglich waren.

Ismail hat nie eine Schule besucht, nie Lesen und Schreiben gelernt. Aufgrund der alltäglichen Bedrohungen auf der Straße und der Perspektivlosigkeit beschlossen Ismail und zwei Freunde, nach Europa zu fliehen. Sie planten, in der Stadt Nador eine Fähre zu erklettern und auf ihr nach Almeria zu fahren. Die Idee der drei war es, bei Ankunft der Fähre in das Hafenbecken zu springen und an Bord der Fähre zu klettern. Viele Versuche misslangen. Ismail musste miterleben, wie seine beiden Freunde bei einem Versuch zwischen der schwankenden Fähre und der Hafenbeckenmauer erdrückt wurden. Ismail selbst gelang schließlich das Erklettern einer Fähre und die Flucht nach Europa.

1.1.5 Nördliches Indien und Bangladesch

Dem Report zu Bangladesch von Amnesty International (2016b) ist zu entnehmen, dass in dem Land Gewalt gegen Frauen ein ernsthaftes Problem darstellt. Ebenso geht aus dem Report von 2016 zu Indien (Amnesty International, 2016c) hervor, dass dort trotz neuer Gesetze zum Schutz von Frauen Gewalt gegen Frauen noch weit verbreitet ist. Im Jahr 2014 wurden fast 322000 Frauen Opfer eines Verbrechens, darunter 37000 Fälle von Vergewaltigung. Hunderte Frauen in Bangladesch und Indien werden jedes Jahr Opfer von Säureattentaten, weil sie sich einer Heirat oder Partnerschaft widersetzen (Lotter, 2015). In verschiedenen Staaten Indiens wurden gewaltsame Auseinandersetzungen zwischen verschiedenen ethnischen und religiösen Gruppen festgestellt (Amnesty International, 2016c). Mehrere jugendliche Flüchtlinge aus Indien berichteten dem Autor von gewaltsamen Konflikten zwischen Familienclans um Ländereien. Sie schilderten, dass die erwachsenen Männer der Familien getötet worden seien, um keinen Anspruch mehr auf das umstrittene Land erheben zu können. Die unterlegenen Familien hätten mit dem Verlust des Landes ihre Lebensgrundlage verloren. Zudem seien die männlichen Jugendlichen in großer Gefahr gewesen, ebenfalls ermordet zu werden.

Gewalt findet jedoch nicht nur zwischen unterschiedlichen ethnischen und religiösen Gruppen oder zwischen Familienclans statt, wie das folgende Beispiel eines Jugendlichen aus Bangladesch deutlich macht.

BEISPIEL 6: PRANTIK AUS BANGLADESCH

Prantik (Name geändert) flüchtete aus Bangladesch und erreichte Deutschland im Alter von 16 Jahren. Er wuchs im Haus seines Vaters mit dessen beiden Ehefrauen auf, von denen eine seine Mutter war. Prantik hat einen leiblichen Bruder, der zwei Jahre älter ist, und eine leibliche Schwester, die ein Jahr älter ist als er. Er hat einen jüngeren Halbbruder, ein Sohn der zweiten Ehefrau des Vaters, sowie vier ältere Halbgeschwister aus einer früheren Beziehung des Vaters. Alle Geschwister lebten ebenfalls im Haus des Vaters. Der Vater besaß Ländereien und Vieh, wovon er die Familie ernährte.

Prantik wurde insgesamt neun Jahre lang unterrichtet. Zeitweise besuchte er eine Schule. Zeitweise wurde er mit Freunden und Geschwistern von einem Privatlehrer unterrichtet. Als Prantik 11 Jahre alt war, wurde er von einem Privatlehrer nach der Unterrichtsstunde aufgefordert, noch im Klassenraum zu warten. Nachdem die anderen Schüler den Raum verlassen hatten, zwang der Lehrer Prantik, sich zu entkleiden und vergewaltigte ihn.

Prantik berichtete, dass er zu Hause von seinem Vater „psychisch und physisch gequält" wurde. Der Vater schlug Prantik regelmäßig mit einem Stock. Wiederholt erhitzte der Vater einen Löffel und schlug mit dem heißen Löffel auf die Hände von Prantik, sodass er Verbrennungen erlitt. Prantik erlebte oft Todesangst, wenn der Vater auf ihn einprügelte. Einmal verprügelte der Vater Prantik so massiv, dass er ihm das Handgelenk brach. Ebenso wie Prantik wurden die anderen Kinder und die Ehefrauen von dem Vater verprügelt. Als der Vater Prantik mit einer Schusswaffe bedrohte und knapp am Kopf von Prantik vorbeischoss, fasste die Mutter den Entschluss, ihren Sohn in Sicherheit zu bringen. Die Mutter verkaufte ihren Schmuck und finanzierte so einen Schleuser für Prantik.

1.2 Die Flucht-Phase

Die eigentliche Flucht beginnt mit dem schweren Schritt, sein Zuhause aufzugeben. Diesen Schritt unternehmen die meisten Flüchtlinge nicht freiwillig. Familie, Elternhaus und Freunde, sofern sie noch existieren, werden verlassen. Von Eigentum, lieb gewonnenem Gut muss sich getrennt werden. Es können allenfalls wenige Habseligkeiten mitgenommen werden. Die vertraute Umgebung, welche keine Sicherheit mehr bietet, wird zurückgelassen. Das gewohnte Leben wird aufgegeben für eine unklare Zukunft. Es gibt keine Garantie, dass das Fluchtziel heil erreicht wird. Der Weg nach Europa geht mit vielen Hoffnungen einher. Was genau die Menschen bei Ankunft in Europa erwartet, ist den meisten jedoch unklar. Unsicher ist auch, ob es jemals ein Wiedersehen mit der Familie geben wird, ob Eltern, Geschwister, Freunde und Bekannte in der unsicheren Heimat überleben.

Einige minderjährige Flüchtlinge machen sich alleine auf den Weg nach Europa, andere in Begleitung von Freunden oder Verwandten. Manche Kinder und Jugendliche brechen gemeinsam mit ihrer Familie auf, verlieren diese jedoch auf der Flucht. Einige Flüchtlinge begeben sich in die Dienste von Schleusern, andere verzichten auf solche Dienste. In jedem Fall geht die Flucht mit Gefahren für Leib und Seele einher. Ghaderi (2015: 1) weist darauf hin, dass für viele Menschen „der Fluchtweg an sich eine Kumulation belastender, wenn nicht gar traumatisierender Erfahrungen" darstellt. Besonders gefährlich sind die Durchquerung der Sahara und die Überquerung des Mittelmeeres. Auf diese beiden Abschnitte des Fluchtweges wird exemplarisch in diesem Kapitel detailliert eingegangen.

Die Informationen zu den Fluchtrouten in diesem Kapitel beruhen auf Gesprächen des Autors mit weit mehr als einhundert unbegleiteten minderjährigen Flüchtlingen. Sie wurden von mehreren Jugendlichen übereinstimmend und unabhängig voneinander berichtet. Im Internet finden sich zahlreiche Berichte von JournalistInnen, welche die Angaben der Flüchtlinge bestätigen sowie vertiefende Analysen und Hintergrundberichte liefern.

1.2.1 Flucht durch die Sahara

Der Fluchtweg von Ost- und Westafrika nach Europa führt in der Regel zunächst über Land nach Norden. Auf dem Weg zum Mittelmeer liegt die Sahara. Die Sahara hat eine Fläche von ca. 9 Millionen Quadratkilometern und gilt somit als die größte Sandwüste der Erde. Die Temperaturen können extrem schwanken zwischen ca. +55° Celsius am Tag und -10° Celsius in der Nacht. Die starken Temperaturwechsel, die hohen Temperaturen am Tag, regelmäßige Sandstürme und extreme

Trockenheit machen die Sahara für den Menschen zu einem lebensfeindlichen Ort. Einige Flüchtlinge machen sich zu Fuß auf, die Sahara zu durchqueren. Andere bringen das Geld für die Mitfahrt auf einem Transporter auf. Bei diesen Transportern handelt es sich häufig um Geländewagen oder LKW mit offener Ladefläche. Diese Ladeflächen sind in der Regel mit Menschen überfüllt. Manche Flüchtlinge finden nur an der Außenseite des Fahrzeuges einen Platz, wo sie sich mit all ihrer Kraft während der Fahrt festhalten müssen. Mit zunehmender Fahrtdauer in der Hitze bei unzureichender Versorgung mit Wasser und Nahrung wird dieser Kraftakt immer schwieriger. Nicht wenige verlieren schließlich aus Erschöpfung den Halt und fallen von dem Fahrzeug. Allen ist in so einer Situation klar, dass dies das Todesurteil für die Person bedeutet, da die Fahrzeuge weiterfahren. Ein jugendlicher Flüchtling berichtete, dass er die Bilder in seinem Kopf von diesen Vorfällen nie wieder loswerde. Er müsse ständig daran denken, wie die Menschen, welche von dem Wagen gefallen waren, in Panik hinter dem Fahrzeug herrannten. Sie nahmen in ihrer Todesangst ihre letzten Kräfte zusammen, rannten um ihr Leben, schrien verzweifelt und blieben in der Wüste zurück. Die anderen Flüchtlinge auf dem Wagen hielten sich aus Angst um ihr Leben krampfhaft fest, um nicht das gleiche Schicksal zu erleiden. Flüchtlinge werden jedoch auch in Containern durch die Sahara geschleust. Bei den extremen Temperaturen und unzureichender Versorgung sterben viele Menschen während der Fahrt. In ihrer Not trinken die fliehenden Menschen alles, was gegen den quälenden Durst helfen könnte, beispielsweise Urin und Diesel. Für viele Flüchtlinge ist es traumatisierend, das Verdursten und Verhungern von Freunden oder Angehörigen vollkommen hilflos mitzuerleben.

Die Sahara kann aufgrund ihrer unvorstellbaren Ausdehnung nicht ohne Zwischenhalte durchquert werden. Es existieren Orte, an denen Treibstoff, Nahrungsmittel, Wasser u. a. verfügbar sind. Diese Orte werden meist von Clans oder Milizen kontrolliert, die aus der Flucht anderer Menschen Kapital schlagen. Der Aufenthalt und die Weiterreise durch das von ihnen kontrollierte Gebiet sind in der Regel nicht kostenlos. Viele Flüchtlinge werden an diesen Orten ausgebeutet. Sie müssen für einen Hungerlohn schwere Arbeiten verrichten, bis sie sich die Weiterreise leisten können. Aus diesem Grund dauert die Flucht durch die Sahara bei manchen Flüchtlingen Monate bis Jahre. Mädchen und junge Frauen werden an diesen Orten regelhaft vergewaltigt. Es gibt zudem Berichte, wonach den Flüchtlingen an diesen Orten die Bezahlung des Wegzolls gegen die Entnahme von Organen angeboten wird. Flüchtlinge, die sich den Schleusern oder Clan-Mitgliedern widersetzen, müssen in der Nacht alleine außerhalb des Lagers schlafen. Die Kälte, der mangelnde Schutz vor Stürmen, giftigen Schlangen und Skorpionen sollen die Menschen gefügig machen.

Eine große Gefahr in der Sahara geht zudem von Milizen aus, welche in der Wüste gezielt Jagd auf Flüchtlinge machen. Sie verdienen Geld durch Menschenhandel. Insbesondere junge Flüchtlinge werden gefangen und als Sklaven verkauft oder zur Prostitution gezwungen. Flüchtlinge werden jedoch auch aufgrund ihrer Organe gejagt, die ihnen nach Verschleppung in speziellen Lagern entnommen werden. Flüchtlinge werden auch gefangen genommen, um von ihren Verwandten Lösegeld zu erpressen. Die Flüchtlinge werden eingesperrt, durch Schlafentzug, Schläge und Verbrennungen gefoltert. Häufig werden die Verwandten telefonisch kontaktiert, wenn die Flüchtlinge vor Schmerzen schreien und weinen, um den Druck zur Zahlung der geforderten Geldsumme zu erhöhen. Wird das Lösegeld nicht aufgebracht, werden die Flüchtlinge in der Regel hingerichtet. Viele Verwandte wissen um diese Bedrohung und setzen daher alles daran, das geforderte Lösegeld zu beschaffen. Sie nehmen Kredite auf, verkaufen Haus, Grund, Vieh, also ihre Lebensgrundlage, um das Leben des geflohenen Familienmitgliedes zu retten. Für Flüchtlinge, die keine Verwandten mehr haben, ist diese Situation meist von Vornherein hoffnungslos.

Aufgrund der geschilderten Bedrohungen kann die Flucht durch die Sahara als lebensgefährlich eingeschätzt werden. Menschen, welche diesen Abschnitt der Flucht überleben, stehen in Nordafrika dann vor der Herausforderung, auf ihrem Weg nach Europa das Mittelmeer zu überqueren.

1.2.2 Überquerung des Mittelmeeres

Auch diese Etappe des Fluchtweges ist in hohem Maße riskant und geht häufig mit potentiell traumatisierenden Ereignissen einher. Die Überfahrt über das Mittelmeer muss bei möglichst ruhiger See und unentdeckt von Sicherheitskräften erfolgen. Die Schleuser müssen entsprechende Vorbereitungen treffen. Daher warten die Flüchtlinge meist mehrere Wochen lang in der Nähe der Küste in Verstecken oder werden von den Schleusern in Wohnungen, Kellern, Lagerräumen eingesperrt. Flüchtlinge berichten von körperlichen und sexuellen Misshandlungen durch die Schleuser und mangelhafter Versorgung. Wenn die Boote bereitstehen, was meistens in der Nacht der Fall ist, müssen die Flüchtlinge schnell aus den Verstecken in die Boote gebracht werden. Nicht selten kommt es zu einem Ansturm von Menschenmengen auf kleine Boote, bei dem Panik ausbricht. In dieser Massenpanik werden häufig Familienmitglieder und Freunde voneinander getrennt, landen in unterschiedlichen Booten. Die in der Regel sehr kleinen Boote, häufig Schlauchboote, werden mit Menschen überfüllt. Meistens gibt es keine Nahrungs- und Trinkwasservorräte an Bord. Nicht alle Flüchtlinge erhalten Schwimmwesten. So leiden viele Menschen bei der mehrtätigen Überfahrt an Hunger und Durst. Ein Flüchtling berichtete dem Autor, dass er diesen Abschnitt der Flucht nur überlebt habe, weil er gelernt habe, „eine Bestie zu werden". Er führte aus, dass seiner Meinung nach Flüchtlinge, die ihre Menschlichkeit beibehalten, in diesen überfüllten Nussschalen keine Überlebenschance haben. Er selbst war noch in Besitz von Trinkwasser, das er an seinem Körper versteckt hielt. Heimlich, wenn andere schliefen, traute er sich zu trinken. Er musste ansehen, wie andere Flüchtlinge verdursteten. Er zeigte diesen Menschen gegenüber kein Erbarmen, um sein eigenes Überleben zu sichern.

Auf See geschehen erweiterte Suizide. Insbesondere Mütter, die es nicht mehr ertragen können, dass ihre Kinder aufgrund von Hunger, Durst und Hitze unstillbar schreien, wählen den Freitod und springen mit ihren Kindern über Bord. Auf den Booten wird jedoch auch gemordet. Es wird von Vergewaltigungen von Frauen, Mädchen und Jungen durch Männergruppen auf den überfüllten Booten berichtet. Bei Gegenwehr würden sie die Menschen in das Meer werfen. Aufgrund der Überladung der Boote und der mangelhaften Seetüchtigkeit besteht bei starkem Wind und Wellengang ständig die Gefahr des Kenterns. Menschen, die von Bord fallen, haben nur eine geringe Aussicht auf Rettung. Ungenügender Treibstoff oder defekte Motoren können dazu führen, dass die kleinen Boote auf dem Meer treiben bleiben. Ohne Rettung durch andere Schiffe haben die Flüchtlinge in diesem Fall keine Überlebenschance. Die Internationale Organisation für Migration (2016) registrierte im Jahr 2016 bis zum 02.12.2016 insgesamt 4.699 Menschen, die im Mittelmeer ertranken oder verschwanden. Das sind 1.125 Menschen mehr als im gleichen Zeitraum des Vorjahres.

Das folgende Beispiel soll den Fluchtweg von Ali beispielhaft darstellen.

BEISPIEL 7: ALI AUS SOMALIA

Ali wurde in der somalischen Hauptstadt Mogadischu als drittes von sechs Kindern seiner Eltern geboren. Er wuchs gemeinsam mit seinen Geschwistern im elterlichen Haushalt auf. Beide Eltern litten infolge einer Krankheit unter einer fortschreitenden Gehbehinderung. Der Lebensunterhalt für die Familie wurde daher von dem ältesten Bruder bestritten, der als Polizist arbeitete. Ali übernahm die Pflege der kranken Eltern. Die Familie führte ein relativ unbekümmertes Leben.

Ende Februar 2015, Ali war zu diesem Zeitpunkt 15 Jahre alt, wurde er wiederholt von Mitgliedern der Al-Shabaab auf die Tätigkeit seines Bruders angesprochen. Ali wurde darauf hingewiesen, dass sein Bruder ein Feind des islamischen Kampfes sei. Das Geld, das er verdiene, sei daher schmutzig. Die Familie wurde davor gewarnt, weiterhin Geld des Bruders anzunehmen. Wenige Tage später wurde der älteste Bruder, der Ernährer der Familie, vor den Augen von Ali auf der Straße von Mitgliedern der Al-Shabaab erschossen. Der Vater sah auch Ali in Gefahr. Die Al-Shabaab drohten, dass sie ihn als nächsten umbringen würden. Der Vater entschied daher, dass Ali noch am gleichen Tag fliehen müsse. Wenige Stunden nach der Ermordung seines Bruders musste Ali auf Geheiß des Vaters die Familie und die Stadt verlassen und sich auf den Weg nach Nordafrika machen. Ali blieb keine Zeit zur Trauer mit der Familie. An dem Begräbnis seines Bruders konnte er nicht mehr teilnehmen. Er hatte nur kurze Zeit, sich von seiner Familie zu verabschieden.

Ali floh zu Fuß in den Sudan. Von dort aus weiter in Richtung Libyen. Auf dem Grenzpass zwischen dem Sudan und Libyen erblickte Ali die Sahara. Er berichtete, er habe „die große Wüste gesehen, eine gigantische Leere". Er habe kein Ende gesehen und bei diesem Anblick unbeschreibliche Angst empfunden. Ali suchte eine Ortschaft auf, von der er seinen Vater telefonisch kontaktieren konnte. Ali bat seinen Vater um Erlaubnis, nach Hause zurückkehren zu dürfen. Er weinte vor Verzweiflung, schilderte seinem Vater die Angst vor der großen Wüste. Sein Vater antwortete ihm jedoch, dass die Rückkehr nach Mogadischu viel gefährlicher sei als die Durchquerung der Wüste. Er forderte Ali auf, den Weg fortzusetzen.

Ali gelang die Durchquerung der Sahara. Er erreichte Libyen. Dort wurde er gefangen genommen. Er wurde in einem Gefängnis mit vielen anderen Menschen in einem dunklen Raum ohne Tageslicht eingesperrt. Er konnte nicht sagen, wie lange er dort war, da er nie wusste, ob es Tag oder Nacht war. Es kam ihm so vor, als sei er dort sehr lange Zeit inhaftiert gewesen. Fast täglich wurde Ali von den Wachen geschlagen. Ali musste sich auf den Boden legen und seine Füße zur Decke strecken. Zwei Männer hielten ihn an den Seiten fest. Eine dritte Person schlug ihn dann auf Füße und Beine. Er wurde mit einem harten Gegenstand geschlagen, wahrscheinlich einem Metallstab, der in einen Schlauch gesteckt worden war. Die Schmerzen waren so stark, dass Ali in der Folge nicht mehr urinieren konnte. Seine Füße schwollen an. Die offenen Wunden entzündeten sich. Bis heute hat Ali Schmerzen in seinen Beinen. Während der Inhaftierung sah Ali, wie andere Häftlinge zu Tode geprügelt wurden. Er hörte, wie sie um ihr Leben schrien. Er selbst hatte oft Angst, dass er das Gefängnis nicht überleben werde.

Nach seiner Freilassung überquerte Ali mit einer Gruppe anderer Flüchtlinge das Mittelmeer. Die Fahrt dauerte mehrere Tage, in denen Ali ständige Todesangst hatte. Die Schmerzen an den offenen Wunden wurden durch den Kontakt mit Salzwasser unerträglich stark. Ali wurde zunehmend schwächer. Die Ankunft an der italienischen Küste nahm er nicht wahr, da er vorher das Bewusstsein verlor. Seine erste Erinnerung danach war, wie eine Person mit Mundschutz mit einer Taschenlampe in seine Augen leuchtete. Er realisierte langsam, dass er sich mit vielen anderen Menschen an einem Strand befand.

1.3 Ankunft in Europa: die Post-Flucht-Phase

Mit der Ankunft in Europa verbinden die meisten geflüchteten Menschen ein Leben in Sicherheit und Freiheit. Diese Hoffnungen erfüllen sich jedoch für viele Flüchtlinge zunächst nicht. Auch in Europa, dem Ziel der Flucht, können Menschen potentiell traumatisierenden Ereignissen ausgesetzt sein. Manche Flüchtlinge realisieren beispielsweise bei Erreichen des Festlandes nach Überfahrt des Mittelmeeres, dass sie Familienmitglieder oder Freunde verloren haben. Da Menschen häufig bei dem Ansturm auf die Boote, beispielsweise an der nordafrikanischen Küste, voneinander getrennt werden, fliehen sie in verschiedenen Booten nach Europa. Werden Bekannte und Verwandte dann bei Ankunft in Europa vermisst, ist ihr Verbleib zunächst unklar. Möglicherweise ist den Vermissten die Abfahrt an der Küste nicht gelungen, sind sie entfernt vom vereinbarten Treffpunkt auf dem europäischen Festland angekommen, sind sie von der Marine oder anderen Schiffen an Bord genommen worden oder möglicherweise ist ihr Boot auf dem Mittelmeer gesunken. Viele Flüchtlinge erhalten lange Zeit oder überhaupt nie Kenntnis über den Verbleib vermisster Menschen und werden von dieser Ungewissheit gequält. Auch wenn die Trennung von den Eltern vor der Flucht im Herkunftsland erfolgte, kann dieser Verlust in der Post-Flucht-Phase traumatisierend auf die Flüchtlinge wirken, da in dieser Phase am Ende des lebensgefährlichen Fluchtweges die Abwesenheit der Hauptbezugspersonen intensiv gefühlt wird (vgl. Bronstein & Montgomery, 2011). Auf der Flucht sind die Menschen häufig so mit dem Überleben „in diesem Moment" beschäftigt, dass sie erst, wenn sie zur Ruhe kommen, den Verlust von Heimat, Familie und Freunden wirklich spüren. Sie vermissen dann die Vertrautheit der Familienmitglieder, mit denen sie aufgewachsen sind, sowie deren Unterstützung und Liebe in der neuen Lebenssituation.

Häufig werden Flüchtlinge nach Ankunft in Europa in großen Sammellagern untergebracht. In einigen dieser Lager herrschen menschenunwürdige Umstände; die Lager sind überfüllt und es mangelt an Privatsphäre. Eine Meta-Analyse zeigt, dass solche Unterbringungsbedingungen mit einer Beeinträchtigung der psychischen Gesundheit einhergehen (Porter & Haslam, 2005). Eine ausreichende Versorgung mit Nahrungsmitteln und Kleidung ist nicht immer gesichert. Flüchtlinge berichten von bewaffneten Kämpfen in diesen Lagern um Nahrung und Kleidung. Gerade die minderjährigen Flüchtlinge ohne Begleitung finden sich hier in einer sehr schwachen Position, sodass sie häufig frieren und hungern. Eine medizinische Versorgung ist nicht in allen europäischen Staaten für Flüchtlinge gewährleistet. UNHCR (2014) dokumentierte beispielsweise systematische Mängel bei der Aufnahme von Flüchtlingen in Bulgarien. Es habe keinen Zugang zu Basisleistungen wie Nahrungsmitteln und Gesundheitsversorgung für die Flüchtlinge gegeben. Flüchtlinge seien dort Opfer von unmenschlicher und erniedrigender Behandlung. Der europäische Gerichtshof kam mit einem Urteil im Januar 2011 (European Court Of Human Rights, 2011) zu der Feststellung, dass Griechenland ein unsicheres Land für Asylsuchende ist. Einerseits wurde festgestellt, dass aufgrund systematischer Mängel im griechischen Asylsystem Flüchtlinge keinen Zugang zu einem fairen Asylverfahren haben. Flüchtlingen droht somit das Risiko einer Abschiebung in unsichere Herkunftsländer, beispielsweise Afghanistan. In dem Verfahren wurden andererseits unmenschliche Bedingungen für Flüchtlinge in Griechenland aufgezeigt: Systematische Inhaftierung von Flüchtlingen in überfüllten kleinen Räumen mit mangelnder Hygiene, ohne Privatsphäre, keinem freien Zugang zu sanitären Anlagen, Mangel an Frischluftzufuhr, fehlender Möglichkeit, sich an die frische Luft zu begeben, mangelnder Gesundheitsversorgung. Zudem wurden Berichte über körperliche Misshandlung von Flüchtlingen durch griechische Polizisten, Erniedrigungen und über rassistische Beleidigungen durch Sicherheitspersonal vorgelegt. Solche Gewalterfahrungen in der Post-Flucht-Phase stellen einen bedeutsamen Risikofaktor für die Entwicklung einer psychischen Störung dar (Fazel, Reed, Panter-Brick & Stein, 2012).

Gerade Freiheitsentzug, körperliche Misshandlung, Erniedrigungen stellen eine enorme emotionale und psychische Belastung für Flüchtlinge dar, sind dies doch meistens genau die Begebnisse, vor denen sie geflohen sind. Beim Erleben dieser Formen von Gewalt werden dann die großen Hoffnungen enttäuscht, die mit der Ankunft in Europa verbunden und die Motivation für die Bewältigung des gefährlichen Fluchtweges waren. Für viele Menschen sind solche Umstände am vermeintlichen Ziel ihrer Flucht daher nur schwer zu ertragen. Viele Flüchtlinge berichteten dem Autor, dass sie in europäischen Gefängnissen erlebten, wie sich andere Flüchtlinge dort das Leben genommen haben.

Die folgenden zwei Berichte zeigen, wie Ali (aus Beispiel 7) und Dahir (aus Beispiel 1) ihre Ankunft in Europa erlebt haben.

BEISPIEL 8: ALI AUS SOMALIA

Ali erinnerte sich nur teilweise an seine ersten Tage in Europa. Als Ali an einem Strand von Italien wieder zu sich gekommen war, nahm er ein wenig Brot und Wasser zu sich, das ihm angeboten wurde. Er erinnerte sich, dass er sich anschließend sofort übergeben musste. Polizisten forderten ihn und die anderen Flüchtlinge am Strand auf, in Busse zu steigen. Mit den Bussen wurden die Flüchtlinge in eine Kaserne gebracht. Dort sollte sich Ali einer erkennungsdienstlichen Behandlung unterziehen, was Ali zunächst verweigerte. Daraufhin wurde Ali mit körperlicher Gewalt in einen Kälteraum gebracht und dort eingesperrt. Als die Tür wieder geöffnet wurde, fragte ein Polizist Ali, ob er sich immer noch weigere. Ali hatte so große Angst vor einer erneuten Einsperrung, dass er schließlich bei der Behandlung mitwirkte. Er erinnerte sich, dass er fast die gesamte Zeit weinte. In diesem weinerlichen Zustand wurde er dreimal fotografiert. Anschließend wurden seine Fingerabdrücke genommen. Ali berichtete, dass niemand nach seinem Namen oder seiner Herkunft fragte. Nach der erkennungsdienstlichen Untersuchung wurde Ali mit den anderen Flüchtlingen erneut zu Bussen gebracht. Mit den Bussen wurden sie auf „ein großes eingezäuntes Gelände“ gefahren. Aus diesem Lager brachen nach kurzer Zeit viele Flüchtlinge aus. Ali sah, wie viele Menschen plötzlich anfingen zu rennen. Er selbst hatte zwar kaum Kraft, fühlte jedoch, dass er mitrennen musste. Er lief mit den anderen Flüchtlingen aus dem Lager. Ihn verließen jedoch schnell seine Kräfte. Irgendwo mitten auf einer Straße in einem Kreisverkehr brach er zusammen und konnte nur noch weinen. Irgendwann wurde er von zwei Kindern angesprochen, die ihn schließlich zu ihren aus Somalia stammenden Eltern nach Hause brachten. Ali verbrachte eine Nacht bei dieser Familie. Die Familie kontaktierte einen Landsmann, der für Ali eine Weiterreise nach Düsseldorf organisierte. In Düsseldorf machte sich Ali auf die Suche nach einer Moschee, die er nach kurzer Zeit fand. Dort traf er Männer aus Somalia, die ihn zur Jugendschutzstelle begleiteten.

BEISPIEL 9: DAHIR AUS SOMALIA

Die Flucht von Dahir wurde von Schleusern, die der Onkel bezahlte, organisiert. Dahir berichtete, dass er mit einer kleinen Gruppe anderer Flüchtlinge zunächst in ein anderes afrikanisches Land fuhr, wo sie sich mehrere Tage aufhielten. Von dort flog Dahir mit einem Schleuser in einem Flugzeug nach Europa. Dahir hatte keine Kenntnis, in welchem europäischen Staat er landete. Er stellte nur fest, dass die Menschen alle weiß waren und nicht mehr wie Afrikaner aussahen. Auf der Flucht nach Europa war Dahir fast pausenlos unterwegs.

Er erinnerte sich, dass er sehr schwach und müde bei der Ankunft in dem europäischen Land war. Er hatte jedoch keine Zeit, sich auszuruhen. Der Schleuser trieb ihn an, weiterzugehen. Vom Flughafen aus gingen sie direkt zu einem Bahnhof und fuhren lange Zeit mit einem Zug weiter. Im Zug schlief Dahir vor Erschöpfung ein. Er wurde irgendwann wach, da ihn zwei Polizisten weckten. Der Schleuser war nicht mehr anwesend. Er hatte Dahir alleine im Zug zurückgelassen. Die Polizisten nahmen ihn mit. Sie stiegen am nächsten Bahnhof aus. Dahir wurde zu einer Polizeiwache gebracht. Er erinnerte sich, dass er sich dort aufgrund seiner schlechten körperlichen und psychischen Verfassung mehrmals übergeben musste. Die Polizisten stellten ihm Fragen, die Dahir jedoch nicht verstand. Als er nicht antwortete, schrien ihn die Polizisten an, schüttelten ihn und schlugen ihn mehrmals ins Gesicht. Dahir hatte in diesem Moment das Gefühl, dass alles verwirrend und verzerrt sei. Er hatte das Gefühl, wieder in Somalia zu sein und von somalischen Sicherheitskräften misshandelt zu werden, so wie es in der Vergangenheit geschehen war. Nach einiger Zeit wurde Dahir von einem Polizisten in ein anderes Gebäude geführt, in dem viele Flüchtlinge eingesperrt waren. In kleinen Zellen wurden immer sechs Menschen eingesperrt. Dahir wurde in eine Zelle mit fünf Männern gesperrt, die wesentlich älter waren als er. In der Nacht schlugen die fünf Männer ein kleines Fenster ein, aus dem sie dann kletterten und flohen. Dahir habe sich zu schwach gefühlt und blieb daher in der Zelle. Er hatte zudem Angst, dass auf ihn geschossen werde, wenn er fliehe. Er hatte dies so in Somalia gesehen, als Menschen vor Sicherheitskräften weggerannt waren. Die Sicherheitskräfte dort erschossen die fliehenden Menschen. Nach kurzer Zeit eilten Polizisten in die Zelle. Sie schrien laut und traten auf Dahir, der am Boden saß, ein. Dahir erinnerte sich, dass er in diesem Moment große Angst hatte. Er dachte aber auch, dass er eigentlich sein Heimatland eben wegen solcher Gewalthandlungen verlassen hatte. Er hätte niemals gedacht, dass er in Europa genauso schlecht behandelt werden könnte wie in Somalia. Die Polizisten waren sehr wütend. Sie führten Dahir in einen anderen Raum und zwangen ihn zur erkennungsdienstlichen Behandlung. Dabei packte ein Polizist fest sein Gesicht, drehte es nach rechts und links, wobei ein anderer Polizist Fotos machte. Dahir musste Fingerabdrücke abgeben und seinen Namen auf einen Zettel schreiben. Dann wurde er in ein großes Lager gebracht, in dem sich viele Flüchtlinge befanden. In dem Lager lernte Dahir einen Landsmann kennen, mit dem er nach einigen Tagen das Lager verließ. Sie fuhren gemeinsam lange Zeit mit einem Zug. Als sie am Bahnhof in Düsseldorf angekommen waren, ließ der Landsmann Dahir dort zurück. Der Mann war plötzlich verschwunden, worauf Dahir in Tränen ausbrach. Er wusste zu diesem Zeitpunkt nicht, in welchem Land oder in welcher Stadt er sich befand. Passanten sprachen den weinenden Jugendlichen an und verständigten die Bundespolizei. Dem Protokoll der Bundespolizei ist zu entnehmen, dass Dahir stark verängstigt war, fast ununterbrochen weinte und kaum zu beruhigen war. Nach einer erkennungsdienstlichen Behandlung wurde Dahir zur Inobhutnahme in einer Jugendschutzstelle begleitet.

Neben potentiell (re-)traumatisierenden Ereignissen existieren weitere Risikofaktoren, welche die psychische Gesundheit in der Post-Flucht-Phase negativ beeinflussen können. Mehrere Studien zeigen einen direkten Zusammenhang zwischen der Stressbelastung in der Post-Flucht-Phase und der psychischen Gesundheit von minderjährigen Flüchtlingen auf: Je höher die Belastung in dieser Phase, umso stärker ist die Ausprägung von psychischen Störungen wie Posttraumatische Belastungsstörung und depressive Störung (vgl. Bronstein & Montgomery, 2011).

Folgende Stressoren in der Post-Flucht-Phase sind belegt (vgl. Ehntholt & Yule, 2006):

- lange Dauer der aufenthaltsrechtlichen Verfahren
- unsichere Aufenthaltsperspektive
- finanzielle Schwierigkeiten
- Arbeitsverbot bzw. fehlende Beschulung
- Sprachbarrieren
- soziale Isolierung
- Diskriminierung
- geringe soziale Unterstützung
- ungünstige Unterbringungsbedingungen

Als besonders emotional belastend erleben die meisten unbegleiteten minderjährigen Flüchtlinge ihre unsichere Aufenthaltsperspektive. Eine extreme Belastung stellt die lange Dauer eines aufenthaltsrechtlichen Verfahrens dar. Nicht selten müssen jugendliche Flüchtlinge mehrere Jahre auf eine Entscheidung über ihren Antrag auf Asyl warten. In dieser langen Zeit werden sie von permanenter Unsicherheit und Angst geplagt. Sie fürchten, in ihr Heimatland zurückkehren zu müssen. Damit verbunden fürchten viele Flüchtlinge auch um ihr Leben. Die Angst vor erneuter Verfolgung und Gewalt im Heimatland sind manchmal so groß, dass die Jugendlichen angeben, sie würden sich lieber in Deutschland das Leben nehmen, als in ihr Heimatland zurückzukehren. Die Flüchtlinge befinden sich also nach Ankunft in Europa zwar in einem relativ sicheren Land, sie können sich jedoch noch keineswegs sicher fühlen. Neben der langen Dauer des Verfahrens bringt das aufenthaltsrechtliche Verfahren weitere Stressbelastungen mit sich. Das Verfahren und die damit verknüpfte Frage nach der weiteren Perspektive hat für die Flüchtlinge eine existentielle Bedeutung. Für viele von ihnen geht es bei diesem Verfahren um nicht weniger als ihr Leben. Es ist also nachvollziehbar, dass diese Menschen genau verstehen wollen, wie das Verfahren abläuft, wie lange es dauert, warum es so lange dauert, was sie selbst zur Beschleunigung oder Verbesserung ihrer Chancen auf einen dauerhaften Aufenthalt in Deutschland beitragen können. Dieses starke Bedürfnis, die eigene Situation im neuen Land genau zu verstehen, ist jedoch nur sehr schwer zu befriedigen. Die Informationsvermittlung wird durch mangelnde Sprachkenntnisse erschwert. Die beteiligten Institutionen oder Behörden und deren Aufgaben und Zuständigkeiten sind nicht bekannt. Die unterschiedlichen Möglichkeiten eines Aufenthaltes in Deutschland, wie Duldung, Anerkennung als Flüchtling oder subsidiärer Schutz, sind selbst für viele Deutsche nicht einfach nachvollziehbar. Dadurch dass die Flüchtlinge in der Regel nichts zur Beschleunigung des Verfahrens beitragen können und ihnen somit nichts bleibt als das lange Warten, kann zudem ein ausgeprägtes Gefühl von Hilflosigkeit entstehen. So ist es nicht verwunderlich, dass die geflüchteten Jugendlichen in ihren Wohngruppen frustriert, verzweifelt sind und manchmal die Nerven blank liegen, wenn beispielsweise andere Mitbewohner viel schneller einen Termin zur Anhörung oder einen Aufenthaltstitel erhalten oder wenn andere Bewohner als Flüchtling anerkannt werden und sie selbst nur eine befristete Duldung erhalten. Von vielen Jugendlichen werden diese Unterschiede als willkürlich und unfair wahrgenommen.

Eine weitere Belastung im Zusammenhang mit dem aufenthaltsrechtlichen Verfahren kann das Auftreten der MitarbeiterInnen der zuständigen Ämter darstellen. Manche Flüchtlinge beschreiben ein Klima des Misstrauens, das sie bei Vorsprachen und Anhörungen auf den Ämtern erleben. Das Gefühl, dass ihrer Leidensgeschichte kein Glaube geschenkt wird, stürzt die Betroffenen häufig in große Hoffnungslosigkeit und Verzweiflung. Hinzu kommt, dass die geflüchteten Jugendlichen zur Prüfung ihres Anrechts auf Asyl sehr detailliert bei einer Anhörung ihre Fluchtgründe, also in der Regel traumatisierende Lebensereignisse im Heimatland, schildern müssen. Da sie ihre Fluchtgründe glaubhaft darlegen müssen, kann eine solche Anhörung mehrere Stunden dauern. Eine genaue Befragung zu den Fluchtgründen, beispielsweise zu Gewalt, Folter, erlebten Hinrichtungen von Familienmitgliedern, kann eine extreme Belastung im Sinne einer Retraumatisierung sein.

Unabhängig von dem aufenthaltsrechtlichen Verfahren kann es für die geflüchteten Jugendlichen schwierig sein, ihre Lebenssituation in Deutschland zu begreifen. Nicht selten waren die Jugendlichen in ihren Heimatländern berufstätig, haben Verantwortung für sich, jüngere Geschwister oder Eltern getragen. Die Inobhutnahme durch das Jugendamt, die Einsetzung eines Vormundes und die Unterbringung in einer Wohngruppe oder Pflegefamilie sind daher für die Jugendlichen nicht immer einfach nachvollziehbar. Zudem müssen sich viele minderjährige Flüchtlinge an das Leben ohne ihre Eltern und ihre Geschwister gewöhnen. Sie müssen ohne die emotionale Unterstützung, den familiären Zusammenhalt lernen, alleine in dem fremden Land zurecht zu kommen. Auf großes Unverständnis stößt meist das Arbeitsverbot für die minderjährigen Flüchtlinge. Viele Flüchtlinge haben sich auch mit dem Ziel auf den Weg nach Europa gemacht, dort Geld zu verdienen und die Familie im Heimatland zu unterstützen. Wenn die Jugendlichen wissen, dass ihre Familie in der Heimat hungert oder Geld für dringend benötigte Medikamente oder eine Operation für ein krankes Familienmitglied benötigt wird, ist die fehlende Möglichkeit eines finanziellen Einkommens kaum zu akzeptieren. Nicht selten üben Angehörige im Heimatland aus Verzweiflung Druck auf die Jugendlichen aus, Geld zu schicken. Insbesondere, wenn die Familien einen Kredit aufgenommen oder Ländereien, also ihre Lebensgrundlage, verkauft haben, um dem Kind die Flucht nach Europa zu finanzieren, besteht die Erwartung finanzieller Unterstützung vom Kind nach dessen Ankunft in Europa. Die minderjährigen Flüchtlinge können diese Erwartungen der Angehörigen nicht erfüllen. In solchen Fällen stellen Telefonate mit der Familie eine sehr hohe Belastung für die minderjährigen Flüchtlinge dar. Neben Frustration und Hilflosigkeit aufgrund der Enttäuschung, die sie ihren Angehörigen zumuten müssen, entwickeln viele Flüchtlinge Schuldgefühle. Sie erleben es als ungerecht, unverdient, dass sie in einem sicheren Land angekommen sind und ausreichend versorgt werden, während ihre Angehörigen hungern und um ihr Überleben kämpfen.

Eine zeitnahe Beschulung nach Ankunft in Europa ist nicht nur ein wichtiger Schritt zu einer gelungen Integration. Der Schulbesuch kann auch zu einer Reduzierung der Stressbelastung führen. Der Besuch einer Schule bringt eine geregelte Tagesstruktur mit sich. Die minderjährigen Flüchtlinge haben zudem das Gefühl, etwas Sinnvolles zu tun, etwas leisten zu können. Sie haben eine Aufgabe.

Da Deutschkenntnisse für einen dauerhaften Aufenthalt in Deutschland vorausgesetzt werden, entwickeln viele Flüchtlinge die Vorstellung durch das Lernen der deutschen Sprache ihr Schicksal zumindest zu einem Teil in die eigene Hand nehmen zu können. Sie hoffen, durch ein schnelles Erlernen der Sprache und gute schulische Leistungen ihre Chancen auf einen dauerhaften Aufenthalt positiv beeinflussen zu können. So zeigen viele minderjährige Flüchtlinge einen beachtlichen Ehrgeiz und erwerben in erstaunlich kurzer Zeit gute Sprachkenntnisse. Es ist keine Seltenheit, dass die Jugendlichen schon nach einem halben Schuljahr keine Unterstützung mehr durch einen Übersetzer beispielsweise in den psychotherapeutischen Sitzungen benötigen. Die schnellen Lernfortschritte bringen häufig Anerkennung von Lehrkräften, Betreuern in der Wohngruppe und anderen Personen im neuen Lebensumfeld. Dies wirkt sich positiv auf das Selbstwertgefühl der Flüchtlinge aus. Sie haben Erfolgserlebnisse. Die stetig sinkende Sprachbarriere aufgrund steigender Sprachkenntnisse führt auch zu Vereinfachungen im Alltag. Gerade zu Beginn der Post-Flucht-Phase kommt es häufig aufgrund mangelnder Sprachkenntnisse zu Missverständnissen. Die Jugendlichen erleben es als sehr belastend, dass sie ihre Bedürfnisse, Vorstellungen, Wünsche nicht adäquat äußern können, dass sie vermeintliches Fehlverhalten oder Regelverstöße nicht erklären können oder dass sie in Konflikten ihre Ansichten nicht vortragen können. Der Besuch einer Schule fördert zudem die Integration, wenn an diesem Ort Kontakte und Austausch mit Gleichaltrigen im Aufnahmeland stattfinden können. Aus der Untersuchung von Brigitte Hargasser (2014) geht hervor, dass sich Flüchtlinge Kontakte zu Gleichaltrigen im Aufnahmeland wünschen. Schließlich bietet der Schulunterricht Möglichkeiten zur Ablenkung. Unterhaltungen mit MitschülerInnen und die Konzentration auf den Schulstoff lenken von Ängsten und Sorgen ab, vermindern in dieser Zeit die Erinnerungen an schlimme Lebensereignisse. Aufgrund der genannten positiven Auswirkungen der Beschulung empfinden viele Flüchtlinge die Schulferien eher als eine belastende Zeit. Jugendlichen, die nicht beschult werden oder lange auf eine Beschulung warten müssen, bleiben diese positiven Einflüsse vorenthalten. Es mangelt dann im Alltag an zeitweiser Entlastung.

Die Ankunft im Aufnahmeland geht bei vielen Flüchtlingen mit einem Gefühl der Fremdheit einher. Sprachbarriere und große kulturelle Unterschiede erschweren das Ankommen. Es wird eine enorme Anpassungsleistung verlangt. In dieser Phase macht sich die nicht mehr vorhandene Unterstützung durch die Familie und Freunde bei den unbegleiteten minderjährigen Flüchtlingen besonders stark bemerkbar. Sie vermissen die Angehörigen im Heimatland oder trauern um verstorbene Familienmitglieder. Viele Flüchtlinge schildern, dass sie sehr stark unter Einsamkeit leiden. Sie zweifeln, ob sie es alleine schaffen können, in dem neuen Land Fuß zu fassen. Soziale Isolierung, mangelnde soziale Unterstützung und Diskriminierungserfahrungen verstärken diese negativen Gefühle und führen zu einer zusätzlichen Stressbelastung.

Brigitte Hargasser (2014) interviewte im Rahmen ihrer Untersuchung minderjährige Flüchtlinge und SozialpädagogInnen. Ziel der Untersuchung war es, Verbesserungsmöglichkeiten der stationären Jugendhilfe für unbegleitete minderjährige Flüchtlinge zu ermitteln. Hierzu wurden Bedarfe und Wünsche, aber auch Schwierigkeiten der Flüchtlinge erfasst. Aus den Untersuchungsergebnissen können verschiedene Merkmale ungünstiger Unterbringungsbedingungen in Wohngruppen entnommen werden: Überbelegung, nächtliche Unruhe, häufige Konflikte, nächtliche Polizeieinsätze, mangelnde Rückzugsmöglichkeiten und fehlende Privatsphäre erhöhen die Stressbelastung. Mangelnde Rücksichtnahme auf die Essgewohnheiten, auf religiöse Feiertage und Rituale verstärken die Gefühle, fremd zu sein und nicht akzeptiert zu werden. Mangelnde Freizeitangebote führen zu einem verstärkten Grübeln und erhöhtem Leidensdruck, da Ablenkungsmöglichkeiten fehlen. Ohne Zugang zum Internet haben viele Flüchtlinge auch keine Möglichkeit, Kontakt zu Familie und Freunden im Heimatland oder in anderen Städten im Aufnahmeland herzustellen oder aufrecht zu erhalten. Fehlender Internetzugang kann daher die Sorgen um Angehörige und die Gefühle von Einsamkeit verstärken. Zu strenge Regeln und das Bestehen auf einer rigiden Regeleinhaltung führen häufig zu Konflikten zwischen den minderjährigen Flüchtlingen und den Betreuern. Aufgrund der oft frühen Selbständigkeit im Herkunftsland und kultureller Unterschiede erscheinen vielen Flüchtlingen sehr starre Regeln unangemessen und sind sehr gewöhnungsbedürftig für sie. Häufig können viele strikte allgemeingültige Regeln den Bedürfnissen der meist sehr heterogenen Bewohnerzusammensetzung nicht gerecht werden, sodass Konflikte zwischen BewohnerInnen und Betreuenden entstehen. Bei häufigen intensiven Konflikten besteht die Gefahr, dass die Betreuenden nicht mehr als UnterstützerInnen oder Vertrauenspersonen wahrgenommen werden. Dann entsteht der Eindruck, nicht erwünscht zu sein oder abgelehnt zu werden. Die Gefühle von Einsamkeit und Fremdheit nehmen zu. Hinweise zu einem günstigen Umgang mit geflüchteten Jugendlichen im Gruppenalltag liefert der folgende Exkurs.

1.4 Exkurs: Hinweise zum Umgang mit geflüchteten Jugendlichen in der Post-Flucht-Phase

Der Haltung der Betreuenden in den Wohngruppen gegenüber den Flüchtlingen und ihrer Beziehungsgestaltung mit ihnen kommt eine besondere Bedeutung bei den Unterbringungsbedingungen zu. Aus der genannten Untersuchung von Hargasser (2014) werden daher eher günstige und ungünstige Haltungen abgeleitet und in Tabelle 1 gegenübergestellt.

Tabelle 1. Gegenüberstellung eher ungünstiger und günstiger Haltungen gegenüber minderjährigen Flüchtlingen.

Ungünstige Haltung	Günstige Haltung
Problemorientiert	Ressourcenorientiert
Rigide bzgl. Regeleinhaltung	Kompromissbereit
Misstrauisch	Wertschätzend
Abwartend	Hilfe anbietend
Aufdeckende	Stützende Gesprächsführung
Vergangenheitsorientiert	Gegenwartsorientiert
Sich selbst überfordernd	Eigene Grenzen achtend

Die meisten Flüchtlinge, die traumatisierende Ereignisse erlebt haben, werden von ständigen, sich aufdrängenden Erinnerungen an diese Erlebnisse geplagt. Sie grübeln über ihre eigene Zukunftsperspektive und sind in Sorge oder Trauer um Angehörige. Eine sehr problemorientierte Haltung und Fragen nach den Sorgen, Gründen für die Traurigkeit oder die schlechte Laune legen den Finger in die offene Wunde. Eine Fokussierung auf die Ressourcen des Jugendlichen kann hingegen von den negativen Gedankengängen ablenken. Fragen nach Stärken, Interessen, früheren Hobbies, Unterstützung bei der Suche nach geeigneten Freizeitaktivitäten sowie Lob für positives Verhalten dienen nicht nur dem Selbstwertgefühl des Jugendlichen, sondern können auch Auszeiten von der gedanklichen Beschäftigung mit den großen Problemen initiieren. Wie bereits angeführt, handelt es sich bei „den unbegleiteten minderjährigen Flüchtlingen" um eine höchst heterogene Gruppe. Es gestaltet sich daher schwierig für das Zusammenleben in einer Einrichtung viele allgemeingültige Regeln aufzustellen und auf deren Einhaltung rigide zu bestehen. Stattdessen empfiehlt es sich, wenige allgemeingültige Regeln festzulegen, beispielsweise zur Verhinderung gewalttätiger Auseinandersetzungen, und Kompromissbereitschaft bezüglich individueller Vereinbarungen zu zeigen. So ist es mittlerweile in den meisten Einrichtungen schon üblich, dass auf die Essgewohnheiten der Jugendlichen Rücksicht genommen wird oder dass während des Ramadans Muslimen das Essen zu nächtlichen Stunden ermöglicht wird.

Fast alle Menschen erleben es als mehr oder weniger kränkend, wenn ihnen nicht geglaubt wird. Bei Flüchtlingen ist dies ein besonders sensibler Punkt, da letztlich ihr Verbleib im Aufnahmeland auch davon abhängt, ob ihrer Lebensgeschichte Glauben geschenkt wird. Kritisches Hinterfragen des angegebenen Alters oder der geschilderten Fluchtrouten führen daher schnell zu Verunsicherung und können sehr verletzend sein. Selbstverständlich müssen im Rahmen des Clearings die Ursachen der Flucht und die Fluchtwege möglichst konkret erfragt werden. Dies kann den Flüchtlingen auch in der Regel plausibel erklärt werden. Außerhalb der Clearinggespräche sollte den Jugendlichen jedoch mit viel Wertschätzung begegnet werden. Annahmen, dass die Jugendlichen ihr Bestes geben und dass die Flucht aus ihrem Heimatland für sie die beste oder einzige Möglichkeit zur Lösung ihrer Probleme oder des Überlebens war, fördern die Einnahme einer wertschätzenden Haltung. Ebenso sollte man sich bewusst machen, dass die neue Lebenssituation im Aufnahmeland für die Jugendlichen viele Schwierigkeiten bringt, die sie mit ihren Möglichkeiten zu meistern versuchen. Es ist daher auch förderlich, immer wieder Hilfe und Unterstützung anzubieten. Beispielsweise kann die Einladung zu einer gemeinsamen Freizeitaktivität eine willkommene Ablenkung von den Problemen bieten. Auch die Angebote, einen Termin bei der Flüchtlingsberatung oder bei einem Psychologen zu vereinbaren oder bei einer Hilfsorganisation die Suche nach vermissten Familienmitgliedern einzuleiten, können hilfreich und entlastend sein. Eine Ablehnung der Angebote sollte dabei stets akzeptiert werden. Als ungünstig hat sich hingegen die Haltung erwiesen, einfach abzuwarten, bis die Flüchtlinge Hilfe einfordern gemäß dem Motto „Die werden sich schon melden, wenn sie etwas brauchen“. Den meisten Flüchtlingen sind die Unterstützungsmöglichkeiten nicht bekannt. Sie können sich bei einer solchen Haltung schnell im Stich gelassen fühlen.

Stützende Gespräche können auch ein Hilfsangebot sein. Die Gefühle, verstanden zu werden, angenommen zu sein, nicht alleine zu sein, können zu einer emotionalen Entlastung beitragen. Es ist jedoch in der Regel nicht stützend darauf hinzuweisen, dass alles nicht so schlimm ist und alles wieder gut wird. Ein Jugendlicher, der beispielsweise seine Familie im Krieg verloren hat, würde sich hier sehr wahrscheinlich nicht ernst genommen, missverstanden, möglicherweise sogar verhöhnt fühlen. Es geht bei der stützenden Gesprächsführung also nicht darum, das große Elend schön zu reden. Wichtig ist, den Jugendlichen zu vermitteln, dass sie verstanden werden und sie in Sicherheit sind. Gute Hauptbotschaften wären beispielsweise: „Ich kann verstehen, wie du dich fühlst“, „Ich an deiner Stelle wäre auch sehr traurig“, „Dir kann hier nichts passieren“, „Ich bin für dich da“. Außerhalb der Clearinggespräche ist eine aufdeckende Gesprächsführung unangebracht. Die Annahme, dass es hilft, über die Probleme zu reden, und manche Menschen zu diesem Glück gezwungen werden müssen, ist insbesondere bei traumatisierten Menschen nicht richtig. Es ist ein Merkmal der posttraumatischen Belastungsstörung, dass die Betroffenen Erinnerungen im Zusammenhang mit dem erlebten Trauma vermeiden wollen. Manchmal sind Teile des traumatisierenden Lebensereignisses auch gar nicht mehr bewusst erinnerbar. Interesse und Neugier, was genau passiert ist und was genau erlebt wurde, sind unangemessen und können die emotionale Belastung der jugendlichen Flüchtlinge vergrößern. Ebenso ist es meist nicht hilfreich, Fragen zur Vergangenheit zu stellen. Förderlich im Sinne einer Ablenkung und eines Perspektivwechsels sind hingegen gegenwartsorientierte Fragen. Erkundigungen, was am heutigen Tag besonders gut war, welche Pläne es für den aktuellen Tag gibt, was man jetzt gemeinsam unternehmen könnte, helfen den Jugendlichen, sich von den negativen Gedanken bezüglich Vergangenheit und Zukunft zu lösen und sich auf das Hier und Jetzt einzulassen.

Viele unbegleitete minderjährige Flüchtlinge sind höchst belastet und haben grausame Ereignisse in ihrem Leben erfahren. Für Menschen, die mit diesen Jugendlichen arbeiten, ist es oft schwer, das geschilderte Leid anzuhören. Niemandem nutzt es jedoch etwas, wenn MitarbeiterInnen über ihre eigenen Belastungsgrenzen gehen und sich selbst überfordern. Eigene Überforderung schränkt die Fähigkeiten zur Unterstützung ein. Es kann zu vermehrten Krankheitsausfällen und im Extremfall zur Einreichung der Kündigung kommen, weil man die eigene Belastungsgrenze zu oft überschritten hat. Manche Menschen eignen sich auch eine misstrauische Haltung an, die unterstellt, dass die Flüchtlinge grundsätzlich eine Lügengeschichte erzählen, weil die Schilderungen für sie so einfacher zu ertragen sind. Um solche ungünstigen Entwicklungen zu vermeiden, sollten die eigenen Grenzen akzeptiert werden. Hierzu ist es nicht nur legitim, sondern auch notwendig, ein Gespräch oder das Schreiben eines Berichts mit Verweis auf das eigene Befinden zu unterbrechen.

1.5 Fazit

Viele minderjährige Flüchtlinge sind wiederholt traumatisierenden Ereignissen ausgesetzt. Die traumatisierenden Erlebnisse lassen sich nach drei Phasen einteilen:

1. Traumata in der Vor-Flucht-Phase

   Traumatisierende Ereignisse im Herkunftsland sind beispielsweise Kriegserlebnisse, Zeugenschaft von Terroranschlägen, Hinrichtungen oder Folter sowie häusliche Gewalt, sexueller Missbrauch, Verlust von Bezugspersonen, drohende Zwangsverheiratung oder drohende Zwangsrekrutierungen durch Terrororganisationen.

2. Traumata in der Flucht-Phase

   Häufige belastende Ereignisse während der Flucht sind beispielsweise körperliche, sexuelle und psychische Gewalt, Inhaftierung, Folter, Verlust von Freunden und Familienangehörigen, Mitansehen des Sterbens anderer Menschen, Seenot auf dem Mittelmeer.

3. Traumata in der Post-Flucht-Phase

   Belastende Ereignisse bei Ankunft in Europa sind beispielsweise psychische und körperliche Gewalt, Inhaftierung, Obdachlosigkeit, Trennung von Bezugspersonen, Diskriminierungserfahrungen.

Fast alle unbegleiteten minderjährigen Flüchtlinge erleben in ihrem Leben mindestens ein traumatisierendes Ereignis. Eine Studie aus den Niederlanden (Batista Pinto Wiese & Burhorst, 2007) ergab, dass 98 % der unbegleiteten minderjährigen Flüchtlinge mindestens einem traumatisierenden Erlebnis ausgesetzt waren. Eine Befragung von 104 Kindern und Jugendlichen im Alter zwischen 7 und 16 Jahren in einer Gemeinschaftsunterkunft für AsylbewerberInnen in Deutschland ergab, dass die begleiteten minderjährigen Flüchtlinge im Durchschnitt 2,9 unterschiedliche Traumata erlebt hatten (Ruf, Schauer & Elbert, 2010). Internationale Studien zeigen, dass unbegleitete minderjährige Flüchtlinge durchschnittlich mehr traumatische Ereignisse erleben als begleitete minderjährige Flüchtlinge (vgl. Huemer, Karnik, Voelkl-Kernstock et al., 2009). Eine Untersuchung von Walg und Kollgen (2017) mit 56 männlichen unbegleiteten minderjährigen Flüchtlingen zeigt, dass 98 % der geflüchteten Jugendlichen nach eigenen Angaben mindestens ein potentiell traumatisches Ereignis erlebten. Im Durchschnitt wurden drei traumatische Ereignisse erfahren. Tabelle 2 ist zu entnehmen, dass die Jugendlichen am häufigsten über körperliche Gewalt durch fremde Personen (68 %) und Inhaftierung im Heimatland oder in einem Drittstaat während der Flucht (45 %) berichteten. Als Inhaftierung wurde auch die Gefangennahme durch Terrororganisationen wie Islamischer Staat, Al-Shabaab und Boko Haram gezählt. 23 Jugendliche (41 %) gaben an, die Tötung, Ermordung oder Hinrichtung eines Familienmitgliedes erlebt zu haben.

Tabelle 2. Häufigkeiten traumatischer Ereignisse bei unbegleiteten minderjährigen Flüchtlingen (Mehrfachnennungen waren möglich).

	n	%
Körperl. Gewalt durch fremde Person	38	67.9
Inhaftierung	25	44.6
Tötung eines Familienmitgliedes	23	41.1
Körperl. Gewalt durch Familienmitglied	13	23.2
Folter	10	17.9
Seenot auf Mittelmeer	10	17.9
Terroranschlag	9	16.1
Kriegshandlungen	9	16.1
Schwerer Unfall	9	16.1
Morddrohung zwecks Rekrutierung durch Terrororganisation*	8	14.3
Hinrichtung einer fremden Person	7	12.5
Entführung eines Familienmitgliedes	5	8.9
Sex. Gewalt durch fremde Person	4	7.1
Vergewaltigung durch eine fremde Person	2	3.6
Sex. Gewalt durch Familienmitglied	1	1.8
Naturkatastrophe	1	1.8
Entführung	1	1.8

Anmerkung 1: Als Terrororganisationen wurden IS, Taliban, Boko Haram sowie Al-Shabaab gezählt.

Wiederholt traumatische Erfahrungen sind bei unbegleiteten minderjährigen Flüchtlingen also die Regel, sodass man bei dieser Gruppe von Kindern und Jugendlichen nicht von erlebten Monotraumata, sondern von einer sequentiellen Traumatisierung ausgehen sollte. Traumatische Lebensereignisse können nicht nur zu körperlichen Verletzungen führen, sondern auch die psychische Gesundheit langfristig beeinträchtigen. Minderjährige Flüchtlinge stellen somit eine Hochrisikogruppe für die Entwicklung psychischer Störungen dar.

2. TRAUMAFOLGESTÖRUNGEN

Infolge des Erlebens eines traumatischen Lebensereignisses können sich verschiedene psychische Störungen entwickeln. In diesem Kapitel soll insbesondere auf die Posttraumatische Belastungsstörung eingegangen werden. Bei unbegleiteten minderjährigen Flüchtlingen wird diese Diagnose am häufigsten gestellt.

Der Bundespsychotherapeutenkammer (2015) zufolge sind mindestens die Hälfte der nach Deutschland geflohenen Menschen psychisch krank. Sie leiden besonders häufig unter einer posttraumatischen Belastungsstörung (PTBS) und Depressionen. Menschen, die in westliche Länder geflohen sind, weisen im Vergleich zur dortigen Allgemeinbevölkerung deutlich höhere Prävalenzen für eine PTBS auf (Fazel, Wheeler & Danesh, 2005). Eine Untersuchung aus dem Jahr 2006 zeigte bei Asylsuchenden in Deutschland eine PTBS-Punktprävalenz von ca. 40 % auf (Gäbel, Ruf, Schauer et al., 2006). Im Vergleich zur Allgemeinbevölkerung in westlichen Aufnahmeländern weisen Flüchtlinge auch bedeutsam höhere Raten an selbstverletzenden Verhaltensweisen und Suizidversuchen auf (vgl. Joshi & Warfa, 2015). Diesbezüglich wurden PTBS und depressive Störungen als Risikofaktoren identifiziert. Unter den Flüchtlingen stellen die unbegleiteten minderjährigen Flüchtlinge eine besonders vulnerable Gruppe dar. So weisen unbegleitete minderjährige Geflüchtete höhere Raten psychischer Störungen auf als begleitete minderjährige Flüchtlinge (vgl. Huemer et al., 2009). Unbegleitete minderjährige Flüchtlinge berichten relativ häufig über Erfahrungen von körperlicher und sexueller Gewalt, Krieg und Trennung bzw. Verlust von Familienmitgliedern und weisen eine relativ hohe subjektive Belastung durch Symptome einer PTBS auf (Hodes, Jagdev, Chandra & Cunniff, 2008). Eine Studie aus den Niederlanden (Bean, Derluyn, Eurelings-Bontekoe et al., 2007) ergab, dass unbegleitete minderjährige Flüchtlinge doppelt so viele potentiell traumatisierende Ereignisse erlebten wie begleitete minderjährige Flüchtlinge und wie Minderjährige ohne Fluchthintergrund. Die unbegleiteten minderjährigen Flüchtlinge wiesen zudem eine bedeutsam höhere Belastung durch psychische Symptome auf als die anderen beiden Gruppen.

Eine Übersichtsarbeit von Witt, Rassenhofer, Fegert und Plener (2015) zeigt, dass in Abhängigkeit von den eingesetzten Untersuchungsmethoden in verschiedenen Studien zwischen 20 % und 80 % der unbegleiteten minderjährigen Flüchtlinge psychische Auffälligkeiten aufweisen. Studienübergreifend ist die PTBS die häufigste psychische Störung bei den unbegleiteten minderjährigen Flüchtlingen, gefolgt von depressiven Störungen und Angststörungen. Eine untergeordnete Rolle spielen Störungen mit externalisierenden Verhaltensauffälligkeiten. Witt und Kollegen kommen zu dem Schluss, dass unbegleitete minderjährige Flüchtlinge in Bezug auf psychische Auffälligkeiten eine Hochrisikogruppe darstellen, da fast alle (bis zu 97 %) traumatische Erfahrungen gemacht haben und ihnen wichtige Schutzfaktoren fehlen.

Ergebnis einer Untersuchung von männlichen unbegleiteten minderjährigen Flüchtlingen in Deutschland (Walg et al., 2017) ist, dass 56 von 75 (75 %) Bewohnern einer Clearinggruppe unter mindestens einer psychischen Störung litten. Bei 11 der 56 Flüchtlinge wurde eine komorbide Störung festgestellt. Tabelle 3 zeigt, welche Diagnosen wie häufig gestellt wurden.

Tabelle 3. Häufigkeiten psychischer Störungen (nach ICD-10), selbstverletzender Verhaltensweisen und Komorbidität bei unbegleiteten minderjährigen Flüchtlingen.

	%
Posttraumatische Belastungsstörung (F43.1)	36,0
Depressive Episode (F32/F33)	26,7
Anpassungsstörung (F43.2)	16,0
Akute vorübergehende psychotische Störung (F23)	4,0
Alkoholmissbrauch (F10.1)	2,7
Paranoide Schizophrenie (F20.0)	1,3
Dissoziative Störung (F44)	1,3
Störung des Sozialverhaltens und der Emotionen (F92)	1,3
Selbstverletzende Verhaltensweisen (X78)	5,3
Komorbidität	14,7

Übereinstimmend mit anderen internationalen Studien war die PTBS die am häufigsten diagnostizierte psychische Störung bei den unbegleiteten minderjährigen Flüchtlingen. Die ermittelte Prävalenz von 36 % ist vergleichbar mit Ergebnissen einer Untersuchung von 222 unbegleiteten minderjährigen Flüchtlingen in Großbritannien, wonach 34 % von ihnen in Selbstbeurteilungsbögen den Grenzwert für eine PTBS überschritten (Bronstein, Montgomery & Dobrowolski, 2012). Am zweithäufigsten wurde eine depressive Episode diagnostiziert. Frühere Befunde, wonach Störungen des Sozialverhaltens relativ selten bei minderjährigen Flüchtlingen vorliegen, werden durch die Ergebnisse bestätigt.

Aus den Ergebnissen lässt sich schlussfolgern, dass das Erleben eines traumatischen Lebensereignisses zwar häufig, jedoch nicht zwangsläufig zur Entwicklung einer PTBS führt. Auch andere psychische Störungen können sich in der Folge entwickeln. Ebenso ist es möglich, dass das Erleben eines traumatischen Ereignisses gar keine psychische Störung zur Folge hat. Studienübergreifend zeigt sich, dass 40 % bis 90 % aller Menschen in ihrem Leben ein traumatisches Ereignis erleben, jedoch nur 5 % bis 14 % anschließend eine posttraumatische Belastungsstörung entwickeln (Breslau, 2002). So kam beispielsweise die Studie von Copeland und Kollegen (2007) zu dem Ergebnis, dass über 60 % der 1420 untersuchten Kinder im Alter zwischen 9 und 13 Jahren ein traumatisches Ereignis erlebten, jedoch nur ca. 0.5 % dieser Kinder eine posttraumatische Belastungsstörung entwickelten. Erlebte körperliche und sexuelle Gewalt gingen mit höheren Raten einer psychischen Störung einher. Lauth-Lebens und Lauth (2016) geben einen Überblick über bekannte Schutz- und Risikofaktoren für die Entwicklung einer PTBS nach einem traumatischen Lebensereignis. Demnach stellen frühere traumatische Erlebnisse, ein niedriger Bildungsstand und eine unglückliche Kindheit relevante Risikofaktoren in der Vorgeschichte dar. Traumatische Ereignisse, die von anderen Menschen verursacht werden, mit einer Bedrohung des Lebens einhergehen und längere Zeit andauern, bringen ein sehr hohes Risiko für die Entwicklung einer PTBS mit sich. Nach dem traumatischen Erlebnis ist ein Mangel an sozialer Unterstützung der größte Risikofaktor für eine PTBS. Aus diesen Erkenntnissen kann geschlossen werden, dass gerade die unbegleiteten minderjährigen Flüchtlinge ein stark erhöhtes Risiko für die Entwicklung einer psychischen Störung infolge traumatischer Lebensereignisse aufweisen.

Eine Untersuchung aus Deutschland (Walg et al. 2017) zeigt, dass 98 % der Flüchtlinge, bei denen eine psychische Störung diagnostiziert worden war, über somatische Beschwerden klagten. Wie Tabelle 4 zeigt, wurden Ein- und Durchschlafstörungen sowie Kopf- und Bauchschmerzen als häufigste Beschwerden genannt. Bei nur 9 % der Flüchtlinge wurde eine körperliche Erkrankung diagnostiziert, durch welche die körperlichen Beschwerden zum Teil erklärt werden konnten. Bei der großen Mehrheit der Jugendlichen wurde also keine körperliche Ursache der Beschwerden gefunden.

Tabelle 4. Häufigkeit körperlicher Beschwerden bei unbegleiteten minderjährigen Flüchtlingen mit einer psychischen Störung.

	%
Körperliche Beschwerden	98.2
Einschlafstörung	83.9
Durchschlafstörung	80.4
Kopfschmerzen	55.4
Bauchschmerzen	28.6
Schmerzen in Gliedern/ Extremitäten/ Gelenken	26.8
Andere Schmerzen	14.3
Übelkeit/ Erbrechen	14.3
Unangenehmes Herzklopfen	14.3
Zittern	14.3
Rückenschmerzen	12.5
Diarrhoe/ Obstipation	12.5
Schwindel	8.9
Gefühlte Atemnot	5.4
Schmerzhaftes Urinieren	1.8

Die ermittelte Häufigkeit körperlicher Beschwerden bei unbegleiteten minderjährigen Flüchtlingen stimmt mit dem Ergebnis einer früheren Studie überein, wonach 98 % der traumatisierten Flüchtlinge unter Schmerzen und 92 % unter anderen körperlichen Beschwerden litten (Buhman, Mortensen, Lundstrøm et al., 2014). Die relativ niedrige Häufigkeit diagnostizierter körperlicher Erkrankungen weist darauf hin, dass die somatischen Beschwerden im Zusammenhang mit der psychischen Belastung der Betroffenen stehen. So stellen Schlafstörungen spezifische diagnostische Merkmale sowohl der PTBS als auch einer depressiven Episode dar, was die Häufigkeit dieser Beschwerden erklärt. Andere somatische Beschwerden wie Obstipation, Diarrhö, Dyspnoe, Schmerzen jeder Lokalisation und Schwindel treten häufig im Rahmen einer depressiven Störung auf (vgl. Rudolf, Bermejo, Schweiger et al., 2006). Frühere Untersuchungen zeigen jedoch auch eine generell stärkere Neigung zur Somatisierung bei MigrantInnen und Flüchtlingen auf (vgl. Hofmeister, 2014). Als Erklärungen für eine solche Tendenz zur Somatisierung werden Kommunikationsschwierigkeiten aufgrund von Sprachbarrieren, unterschiedliche Krankheitsmodelle und unterschiedliche Behandlungserwartungen diskutiert. Die Annahme einer erhöhten Somatisierungstendenz bei Menschen aus nicht-westlichen Kulturen wird jedoch auch kritisiert, da diese eine bewusste Betonung der körperlichen Beschwerden impliziert und somatische Symptome kulturübergreifend bei psychischen Störungen auftreten (Kirmayer, 2001). Frühere Studienergebnisse legen nahe, dass die Häufigkeit somatoformer Störungen bei unbegleiteten minderjährigen Flüchtlingen vergleichsweise gering ist. In nur 2 von 26 Untersuchungen zu psychischen Störungen bei unbegleiteten minderjährigen Flüchtlingen wurden somatoforme Störungen diagnostiziert (vgl. Witt et al., 2015). Eine dieser Studien zeigte, dass die Mehrheit der minderjährigen Geflüchteten (64 %) unter körperlichen Beschwerden litt, jedoch nur bei 8 von 59 Flüchtlingen (14 %) eine Somatisierungsstörung festgestellt wurde (Batista Pinto Wiese & Burhorst, 2007). Es ist wahrscheinlich, dass minderjährige Flüchtlinge durch Angabe somatischer Beschwerden Hilfe suchen, wenn ihnen weder Institutionen wie eine Kinder- und Jugendpsychiatrie noch psychische Krankheitskonzepte aus ihrem Herkunftsland bekannt sind. Wird in diesem Fall das Vorliegen einer psychischen Erkrankung nicht in Betracht gezogen, drohen unnötige Untersuchungen, Fehlbehandlungen und eine Chronifizierung der psychischen Symptomatik (Hofmeister, 2014).

2.1 Posttraumatische Belastungsstörung

Im Folgenden wird die Posttraumatische Belastungsstörung (PTBS) genauer dargestellt, da diese die häufigste psychische Störung bei unbegleiteten minderjährigen Flüchtlingen ist. Es werden die diagnostischen Kriterien der PTBS nach den beiden weltweit anerkannten und etablierten Klassifikationssystemen ICD-10 und DSM-5 ausgeführt. Wesentliche Unterschiede zwischen den beiden Klassifikationssystemen werden aufgezeigt.

Gemäß der *Internationalen Klassifikation psychischer Störungen ICD-10 Kapitel V (F)* der Weltgesundheitsorganisation (Dilling, Mombour & Schmidt, 2015) treten die Symptome einer posttraumatischen Belastungsstörung innerhalb von sechs Monaten nach dem Erleben eines Ereignisses von außergewöhnlicher Bedrohung oder mit katastrophalem Ausmaß auf. Beispiele hierfür sind Naturkatastrophen, Kampfhandlungen, schwere Unfälle, Folter, Terrorismus, Vergewaltigung oder die Beobachtung eines gewaltsamen Todes anderer. Hauptsymptome sind anhaltende aufdringliche Erinnerungen oder das geistige Wiedererleben des Ereignisses, Vermeidung von Umständen oder Informationen, die an das Ereignis erinnern oder damit in Zusammenhang stehen, erhöhte psychische Sensitivität und Erregung sowie die teilweise oder vollständige Unfähigkeit, sich an einige wichtige Aspekte des Ereignisses zu erinnern. Das geistige Wiedererleben des Traumas kann mit andauernder emotionaler Stumpfheit, Gleichgültigkeit gegenüber anderen oder Teilnahmslosigkeit gegenüber der Umgebung einhergehen. Suizidgedanken sind nicht selten. Drogen- und Alkoholkonsum können als komplizierende Faktoren hinzukommen. Die folgende Tabelle 5 enthält die detaillierten diagnostischen Kriterien (für Forschung) gemäß ICD-10.

Tabelle 5. Diagnostische Kriterien der PTBS gemäß ICD-10.

A.	Die Betroffenen waren einem kurz oder lange anhaltendem Ereignis oder Geschehen von außergewöhnlicher Bedrohung oder mit katastrophalem Ausmaß ausgesetzt, das nahezu bei jedem tiefe Verzweiflung auslösen würde.
B.	Anhaltende aufdringliche Erinnerungen (Intrusionen) an das Ereignis oder das Wiedererleben des Ereignisses durch aufdringliche Nachhallerinnerungen (Flashbacks), lebendige Erinnerungen, sich wiederholende Träume oder durch innere Bedrängnis in Situationen, die dem belastenden Ereignis ähneln oder mit ihm in Zusammenhang stehen.
C.	Umstände, die an das belastende Ereignis erinnern oder mit ihm in Zusammenhang stehen, werden tatsächlich oder möglichst vermieden. Dieses Verhalten bestand nicht vor dem Ereignis.

D. Entweder 1. oder 2.

1. Teilweise oder vollständige Unfähigkeit, sich an einige wichtige Aspekte des belastenden Ereignisses zu erinnern.

2. Anhaltende Symptome einer erhöhten psychischen Sensitivität und Erregung mit mindestens zwei der folgenden Merkmale:
a. Ein- und Durchschlafstörungen
b. Reizbarkeit oder Wutausbrüche
c. Konzentrationsschwierigkeiten
d. Hypervigilanz
e. Erhöhte Schreckhaftigkeit.

E. Die Kriterien B., C. und D. treten innerhalb von sechs Monaten nach dem Belastungsereignis oder nach Ende der Belastungsperiode auf. Aus bestimmten Gründen kann ein späterer Beginn berücksichtigt werden.

Das Klassifikationssystem *Diagnostisches und Statistisches Manual Psychischer Störungen DSM-5* der American Psychiatric Association (APA; 2015) führt übereinstimmend mit der ICD-10 als Hauptmerkmale der PTBS an: Symptome des Wiedererlebens, anhaltende Vermeidung von Reizen, die mit dem traumatischen Ereignis in Verbindung stehen, sowie deutliche Veränderungen des Erregungsniveaus. Es bestehen jedoch auch deutliche Unterschiede zwischen den beiden Klassifikationssystemen. So enthält das DSM-5 gesonderte Diagnosekriterien für die PTBS bei Kindern bis zum Alter von 6 Jahren.

Ein weiterer bedeutsamer Unterschied besteht hinsichtlich des Eingangskriteriums der Konfrontation mit einem traumatischen Ereignis. Dieses Kriterium wird im DSM-5 weiter gefasst als in der ICD-10. So kann gemäß DSM-5 das Eingangskriterium auch erfüllt sein, wenn eine Person nicht direkt mit einem bedrohlichen Ereignis konfrontiert war, sich jedoch mit den Folgen des Geschehens auseinandersetzen muss. Das Eingangskriterium gilt beispielsweise als erfüllt, wenn einem nahen Familienmitglied oder engem Freund ein traumatisches Ereignis zugestoßen ist; im Falle des tatsächlichen oder drohenden Todes der nahestehenden Person muss dieser durch Gewalt oder einen Unfall bedingt sein. Auch die Konfrontation mit belastenden Details eines traumatischen Ereignisses kann als Eingangskriterium angenommen werden. Als Beispiel werden im DSM-5 ErsthelferInnen genannt, die menschliche Leichenteile aufsammeln, und PolizistInnen, die mit schockierenden Details von Kindesmissbrauch konfrontiert werden. Schließlich kann eine berufsbedingte Konfrontation mit einem traumatischen Ereignis durch Videos oder Bilder das Eingangskriterium erfüllen. Hier kann beispielsweise an PolizistInnen oder StaatsanwältInnen gedacht werden, die sich im Rahmen ihrer Ermittlungen hiermit beschäftigen müssen.

Im DSM-5 werden negative Veränderungen von Kognitionen und Stimmung im Zusammenhang mit einem traumatischen Ereignis umfassender berücksichtigt. Dieses Kriterium beinhaltet übertriebene negative Überzeugungen („Man kann niemandem trauen"), Schuldgefühle, andauernder negativer Zustand, vermindertes Interesse an wichtigen Aktivitäten, Gefühle von Abgetrenntheit oder Entfremdung von anderen und eine anhaltende Unfähigkeit, positive Gefühle wie Glück, Zufriedenheit oder Zuneigung zu empfinden.

Das DSM-5 berücksichtigt explizit eine PTBS mit verzögertem Beginn. Diese ist dadurch gekennzeichnet, dass einzelne Symptome zwar initial auftreten, jedoch erst mindestens sechs Monate nach dem traumatischen Ereignis alle diagnostischen Kriterien erfüllt sind. Eine Studie mit 554 unbegleiteten minderjährigen Flüchtlingen zeigt, dass die PTBS mit verzögertem Beginn bei dieser Gruppe keine Ausnahme darstellt, sondern relativ häufig ist (Smid, Lensvelt-Mulders, Knipscheer et al., 2011). In der Studie wurde zunächst eine PTBS-Prävalenz von 40 % ermittelt. Bei einer Follow-up-Untersuchung nach zwei Jahren wurde bei weiteren 16 % der minderjährigen Geflüchteten eine PTBS mit verzögertem Beginn festgestellt. Die Flüchtlinge, bei denen eine PTBS verzögert auftrat, fielen zuvor durch Symptome von Depression und Angststörungen auf.

2.2 Hinweise auf eine Traumafolgestörung

Nicht alle Symptome einer Traumafolgestörung lassen sich direkt beobachten. Da die meisten Flüchtlinge keine Kenntnisse über psychische Erkrankungen oder psychische Krankheitsmodelle besitzen, darf nicht vorausgesetzt werden, dass sie sich zu ihrem emotionalen Befinden und psychischen Wohlergehen äußern. Die Annahme, dass sich ein minderjähriger Flüchtling schon meldet, wenn es ihm psychisch nicht gut geht, dürfte also auf die meisten Flüchtlinge nicht zutreffen. Wie bereits ausgeführt, ist es wahrscheinlich, dass ein Jugendlicher aufgrund somatischer

Beschwerden um Unterstützung ersucht. In Wohngruppen, Clearinghäusern oder in der Schule sollten daher Hinweise auf eine Traumafolgestörung beachtet und ernst genommen werden. Da im Rahmen des Clearingverfahrens auch die psychische und emotionale Situation geklärt werden soll (Ministerium für Inneres und Kommunales des Landes Nordrhein-Westfalen & Ministerium für Familie, Kinder, Jugend, Kultur und Sport des Landes Nordrhein-Westfalen, 2013), empfiehlt sich bei Hinweisen auf eine Traumafolgestörung eine Diagnostik durch eine/n FacharztIn für Kinder- und Jugendpsychiatrie, eine/n Kinder- und JugendlichenpsychotherapeutIn oder eine/n psychologische/n PsychotherapeutIn einzuleiten. Unbehandelte Traumafolgestörungen gehen häufig mit einer Chronifizierung der Symptome einher. Die Behandlung einer Traumafolgestörung reduziert nicht nur den individuellen Leidensdruck, sondern fördert darüber hinaus die Integration, sodass ein frühzeitiges Erkennen von Traumafolgestörungen nicht nur im Interesse des Betroffenen, sondern im gesellschaftlichen Interesse ist (vgl. Metzner, Reher, Kindler et al., 2016).

Folgende Verhaltensweisen bzw. Eigenschaften weisen auf das Vorliegen einer Traumafolgestörung hin:

- Müdigkeit
- Konzentrationsschwierigkeiten
- Vermeidung bestimmter Situationen
- Übertriebene Ängstlichkeit
- Trennungsschwierigkeiten
- Ausgeprägte Emotionalität
- Leichte Reizbarkeit
- Sozialer Rückzug
- Freudlosigkeit
- Antriebslosigkeit
- Selbstverletzungen
- Auffälliger Substanzkonsum
- Appetitlosigkeit, Gewichtsabnahme
- Unerklärliche, anhaltende körperliche Beschwerden

Schlafstörungen werden von Betreuungspersonen häufig nicht direkt beobachtet. Sichtbare Folgen von Schlafstörungen sind jedoch eine ausgeprägte Müdigkeit am Tag, Schwierigkeiten morgens aufzustehen oder Konzentrationsschwierigkeiten im Schulunterricht. Ebenso kann die Vermeidung bestimmter Situationen im Alltag auffallen. Beispielsweise fiel ein jugendlicher Flüchtling in der Wohngruppe dadurch auf, dass er den Bahnhof mied, was zu Schwierigkeiten führte. Es stellte sich heraus, dass der Jugendliche den Bahnhof und das umliegende Gelände mied, da sich dort viele uniformierte und teilweise bewaffnete Personen von Polizei, Ordnungsamt oder Sicherheitsdienst der Bahn aufhielten. Der Anblick dieser Personen löste bei dem Jugendlichen aufdringliche, lebendige Erinnerungen an Gewalterfahrungen durch uniformierte Milizen in seinem Heimatland aus. Die emotionale Belastung durch diese Erinnerungen an traumatische Ereignisse war so erheblich, dass es dem Jugendlichen unmöglich schien, sich dem Bahnhof zu nähern. Auch eine scheinbar übertriebene Ängstlichkeit kann auf einen so genannten Trigger hinweisen, also einen Auslösereiz, der Erinnerungen an ein traumatisches Ereignis weckt. Viele Flüchtlinge, die aufgrund von Kriegserlebnissen an einer PTBS leiden, reagieren beispielsweise sehr sensibel auf laute Knallgeräusche, beispielsweise Donner bei Gewitter, zufallende Türen oder Feuerwerk an Silvester. Die Geräusche lösen Erinnerungen an Explosionen, Bombardierungen oder Beschuss aus. Eine erhöhte Emotionalität zeichnet sich durch ausgeprägte negative Gefühle aus. Diese Gefühle werden ausgelöst durch scheinbare Kleinigkeiten, sind unangemessen stark ausgeprägt und dauern unverhältnismäßig lange an. So kann beispielsweise ein eher unbedeutender Konflikt zu unangemessen starkem Ärger mit einem heftigen Wutausbruch führen, von dem sich der Jugendliche nur sehr schwer und langsam wieder beruhigen kann. Ein Rückzug in das eigene Zimmer, wenig Kontakt zu anderen Jugendlichen oder Betreuungspersonen, allgemeine Lustlosigkeit, Freudlosigkeit und ein reduzierter Antrieb können augenscheinliche Auswirkungen einer Traumafolgestörung sein. Manche Jugendliche vermeiden es hingegen, alleine zu sein. Sie suchen den ständigen Kontakt zu Betreuungspersonen, sind darauf bedacht, immer einen Ansprechpartner in ihrer Nähe zu haben, weil sie sich so sicherer fühlen. Das ständige Wiedererleben eines traumatischen Ereignisses in Form von aufdringlichen Erinnerungen oder Träumen führt zu einem starken Leidensdruck. Manche betroffene Flüchtlinge verletzten sich bewusst selbst, indem sie sich beispielsweise mit einer scharfen Klinge oder Scherbe schneiden, sich Verbrennungen zufügen, mit ihren Händen gegen eine Wand boxen oder ihren Kopf an eine Kante oder Wand schlagen. Der so erzeugte Schmerz lenkt von den belastenden Erinnerungen ab und führt so zu einer kurzzeitigen Entlastung. Manche betroffene Flüchtlinge zeigen auch einen Missbrauch psychotroper Substanzen wie Alkohol oder Cannabis. Diese werden als Selbstmedikation eingesetzt, wenn die Jugendlichen erfahren, dass diese Substanzen zu einer Reduzierung von Anspannung führen, ein schnelleres Einschlafen bewirken oder die belastenden Gedanken an traumatische Ereignisse in der Vergangenheit verringern.

Einige der genannten Symptome einer PTBS können den Clearingprozess erheblich erschweren. Ein Bestandteil des Clearings ist die Klärung der Fluchtgründe und Fluchtumstände. Diese sind häufig mit traumatischen Erlebnissen assoziiert. Wenn Flüchtlinge hierüber nicht reden möchten oder Gesprächen diesbezüglich ausweichen, zeigen sie also ein Hauptsymptom der PTBS: Vermeidung von Erinnerungen an belastende Ereignisse. Jedoch auch Schuld- und Schamgefühle, insbesondere bei erlebter sexueller Gewalt, oder die Angst, von den ausgelösten starken Gefühlen übermannt zu werden, können zu dem Wunsch beitragen, diese Gesprächsthemen zu vermeiden. Auch die Unfähigkeit, sich an bestimmte Details im Zusammenhang mit einem traumatischen Ereignis zu erinnern, erschwert die Klärung der Fluchtgründe und Fluchtumstände. Bei Lücken in den Schilderungen oder scheinbaren Widersprüchen müssen kognitive Veränderungen infolge einer Traumatisierung als Ursache in Betracht gezogen werden. Es sollte nicht vorschnell auf mangelnde Glaubwürdigkeit oder Unwillen geschlossen werden. Kognitive Veränderungen können sich auch in Form einer verkürzten Aufmerksamkeitsspanne bemerkbar machen. Gespräche werden dann dadurch erschwert, dass betroffene Jugendliche schnell abgelenkt sind, sich in Gedanken verlieren oder sich nach einer relativ kurzen Zeitspanne gar nicht mehr auf das Gespräch konzentrieren können. In diesen Fällen sollte nicht vorschnell auf Unwillen, eine unterdurchschnittliche Intelligenz oder eine einfache Aktivitäts- und Aufmerksamkeitsstörung geschlossen werden.

Die folgende Fallvignette soll die Symptome einer PTBS veranschaulichen.

BEISPIEL 10: DAHIR AUS SOMALIA (AUS BEISPIELEN 1 UND 9)

Dahir wurde nach wenigen Tagen in der Jugendschutzstelle in einer stationären Clearinggruppe in Düsseldorf untergebracht. Dort fiel er in den ersten Tagen insbesondere durch ausgeprägte Schlafstörungen auf. Er verließ nachts regelmäßig sein Schlafzimmer und suchte den Kontakt zu den diensthabenden Nachtwachen. Er brachte ihnen gegenüber zum Ausdruck, dass er viele Ängste hatte und daher nicht schlafen konnte. Von den anderen jugendlichen Bewohnern zog sich Dahir zurück. Gegenüber den MitarbeiterInnen zeigte er sich überaus höflich und dankbar im Kontakt. Er machte auf die MitarbeiterInnen jedoch einen übermüdeten, ängstlichen, psychisch labilen Eindruck. Häufig weinte er. Im ersten Clearinggespräch mit Unterstützung durch einen Sprach- und Kulturmittler erklärte Dahir, unter vielen körperlichen Beschwerden zu leiden. Er berichtete von starken Bein- und Rückenschmerzen, sodass er langes Sitzen nicht aushalten könne und das Gefühl habe, sich gar nicht bücken zu können. Zudem gab Dahir an, dass er große Einschlafschwierigkeiten habe. Die Erinnerungen an die Ermordung seines Bruders gingen ihm nicht mehr aus dem Kopf, sodass er sehr starke Kopfschmerzen habe und schnell gereizt sei. In der Wohngruppe könne er daher beispielsweise Lautstärke und Zusammenkünfte von Jugendlichen nicht ertragen. Aufgrund der geschilderten Beschwerden wurde Dahir in einer kinder- und jugendpsychiatrischen Ambulanz zur diagnostischen Einschätzung vorgestellt.

Zu dem Termin in der Ambulanz wurde Dahir von dem Psychologen der Clearinggruppe sowie von einem Sprach- und Kulturmittler begleitet. Dahir berichtete, dass er unter aufdringlichen Erinnerungen leide. Er habe in seinem Leben „viel Leid und Elend“ gesehen. Er wolle die Erinnerungen an diese schlimmen Ereignisse hinter sich lassen, er wolle sie vergessen und zur Ruhe kommen. Die lebhaften Erinnerungen daran kämen jedoch immer wieder hoch. Insbesondere sehe er immer wieder die Ermordung seines älteren Bruders vor sich. Von der Ermordung seines Bruders habe Dahir fast täglich Albträume. Er leide unter Durchschlafstörungen aufgrund der Albträume. Er wache aus diesen Träumen „schweiß gebadet“ auf. Zudem habe er Einschlafstörungen, leide unter Grübeln, „klopfenden Kopfschmerzen“ sowie Schmerzen in Rücken und Beinen. Er empfinde sich selbst zudem als leicht reizbar und habe das Verlangen, sich zurückzuziehen und anderen Menschen aus dem Weg zu gehen. Dahir berichtete weiterhin, dass er nach den körperlichen Misshandlungen durch Al-Shaabab in Somalia aufgrund der Schwellung seiner Hoden über einen Zeitraum von ca. zwei Monaten in ärztlicher Behandlung gewesen sei. Seitdem habe er unregelmäßig Schmerzen beim Urinieren. Während des Gesprächs wirkte Dahir deutlich niedergestimmt. Bei Berichten über die Hinrichtung des Bruders begann er heftig zu weinen, benötigte lange Zeit, um sich wieder zu beruhigen. Bei der körperlich-neurologischen Untersuchung in der Ambulanz fielen zahlreiche Narben auf, beispielsweise am linken Oberarm, in der linken Achselhöhle, am Bauch, an beiden Fußrücken und an Zehen. Zudem wurde eine Hodenatrophie festgestellt; ein Hoden war infolge der Tritte in die Hoden extrem verkleinert.

Aufgrund der geschilderten urologischen Beschwerden wurde Dahir an einen Facharzt für Urologie überwiesen. Er wurde erfolgreich operiert und vier Tage lang stationär behandelt. Seine Schmerzen beim Urinieren waren anschließend deutlich reduziert.

Im weiteren Verlauf wurde von den MitarbeiterInnen der Clearinggruppe beobachtet, dass Dahir im Alltag übermäßig schreckhaft war. So reagierte er beispielsweise schon auf scheinbar unbedeutende Geräusche beim Tischdecken mit sichtbarer Angst. Weiterhin fiel auf, dass Dahir überängstlich, schreckhaft auf PolizistInnen reagierte. Bei einer Wiedervorstellung in der kinder- und jugendpsychiatrischen Ambulanz wurde dies mit Dahir thematisiert. Er berichtete, dass er beim Anblick von PolizistInnen unmittelbar an die Polizei in Somalia denken müsse. Er befürchte sofort, dass die PolizistInnen ihn anschreien, schlagen, misshandeln und bedrohen würden. Zudem leide er in solchen Situationen unter aufdringlichen, lebhaften Erinnerungen an Misshandlungen in Somalia. Wenn er die Polizei sehe, empfinde er auch starkes Herzklopfen und Schwitzen. Aus diesen Gründen versuche er den Anblick von PolizistInnen zu vermeiden.

Bei Dahir wurde eine posttraumatische Belastungsstörung diagnostiziert.

2.3 Fazit

Fast alle unbegleiteten minderjährigen Flüchtlinge haben in ihrem Leben traumatisierende Ereignisse erfahren. Sie erleben meist wiederholt von anderen Menschen verursachte traumatische Ereignisse. Zudem fehlen ihnen wichtige Schutzfaktoren wie soziale Unterstützung. Unbegleitete minderjährige Flüchtlinge sind daher eine Hochrisikogruppe im Hinblick auf Traumafolgestörungen. Häufige Traumafolgestörungen sind die PTBS, depressive Störungen oder Angststörungen. Minderjährige Flüchtlinge drücken ihr seelisches Leid häufig durch körperliche Beschwerden aus. Die Symptome einer Traumafolgestörung können das Clearing, den Alltag in Wohngruppen, die schulische Leistungsfähigkeit und die Integration beeinträchtigen. Ohne eine Behandlung ist eine Chronifizierung der Beschwerden sehr wahrscheinlich und es droht eine dauerhafte Beeinträchtigung der Teilhabe an der Gesellschaft. Das frühe Erkennen einer psychischen Erkrankung ist daher nicht nur im Sinne des Kindeswohls, sondern auch im Interesse der Gesellschaft. Ernstzunehmende Hinweise auf eine psychische Erkrankung sind Müdigkeit, Konzentrationsschwierigkeiten, Vermeidungsverhalten, ausgeprägte Emotionalität, erhöhte Ängstlichkeit, sozialer Rückzug, Freudlosigkeit, Antriebslosigkeit, selbstverletzende Verhaltensweisen, Substanzkonsum, Appetitlosigkeit und anhaltende körperliche Beschwerden.

3. TRAUMATHERAPIE

Es existieren unterschiedliche therapeutische Ansätze zur Behandlung einer posttraumatischen Belastungsstörung, beispielsweise *Eye Movement Desensitization and Reprocessing EMDR* oder die *Narrative Expositionstherapie NET*. Insbesondere Letztere hat sich als erfolgreich bei der Behandlung von minderjährigen Flüchtlingen erwiesen. Einen Überblick über unterschiedliche Therapien und deren Wirksamkeit geben Landolt und Hensel (2012). Die *Traumafokussierte kognitive Verhaltenstherapie bei Kindern und Jugendlichen* (Cohen, Mannarino & Deblinger, 2009) stellt die derzeit am besten empirisch abgesicherte Traumatherapie für Kinder und Jugendliche dar (Sachser, Rassenhofer & Goldbeck, 2016).

Viele Menschen mit einer PTBS begeben sich in Therapie, um ihre Gedanken an das traumatische Erlebnis loszuwerden. Sie erwarten, dass die Erinnerungen an das Trauma irgendwie aus dem Gedächtnis gelöscht werden und dann alle Beschwerden abklingen. Diese Erwartung ist jedoch nicht zu erfüllen. Traumatisierte Menschen erinnern sich in der Regel ihr Leben lang an die schlimmen Ereignisse, die ihnen widerfahren sind.

Primäre Ziele einer Traumatherapie sind:

- eine Reduzierung der erlebten Belastung beim geistigen Wiedererleben des Traumas
- ein Abbau des Vermeidungsverhaltens
- eine Veränderung dysfunktionaler Kognitionen

Mit Erreichen dieser Therapieziele gehen in der Regel auch eine Abnahme der Intrusionen, Flashbacks und Albträume sowie eine Reduzierung der Symptome einer psychischen Sensitivität und Übererregung einher. Die Häufigkeit des Wiedererlebens kann also verringert werden. Erlebte Traumata werden jedoch nicht vollständig vergessen.

Es existieren verschiedene psychotherapeutische Ansätze zur Behandlung einer posttraumatischen Belastungsstörung. Bei den meisten Verfahren erfolgt die Traumatherapie in drei aufeinander aufbauenden Phasen (vgl. Landolt & Hensel, 2012):

1. Stabilisierung
2. Traumabearbeitung
3. Integration

Die drei Therapiephasen werden im Folgenden erläutert.

3.1 Stabilisierung

Mit der Phase der Stabilisierung werden zwei übergeordnete Ziele verfolgt.

1. Der traumatisierte Klient soll Gefühle von Sicherheit und Kontrolle zurückerlangen. Während der Phase der Stabilisierung soll also schrittweise ein Veränderungsprozess vollzogen werden: ein Rückgang unvorhersagbarer Gefährdung und zugleich ein sukzessiver Aufbau von Sicherheit (vgl. Herman, 1992). Dieser Prozess bezieht sich sowohl auf die äußere Umgebung des Klienten als auch auf dessen inneres Erleben. Die Herstellung einer sicheren Umgebung und der Schutz vor anhaltenden oder erneuten traumatisierenden Erfahrungen sind die unabdingbare Voraussetzung für die Entwicklung eines Sicherheitsgefühls.

2. Innerhalb des Therapieprozesses soll der Klient durch die Phase der Stabilisierung auf die darauf folgende Phase der Traumabearbeitung vorbereitet werden. Die Auseinandersetzung mit traumatischen Erlebnissen setzt eine emotionale und psychische Stabilisierung ebenso voraus wie die Fähigkeiten mit Symptomen des Wiedererlebens, dem Vermeidungsverhalten und der damit einhergehenden emotionalen Belastung umzugehen. Zudem setzt die Bereitschaft zur Traumabearbeitung das Wissen über die Notwendigkeit der Konfrontation mit dem erlebten Trauma voraus. Trotz umfassender Psychoedukation zu Beginn einer Behandlung sind daher wiederholte Erklärungen des Störungsbildes, der Ursachen und Erläuterungen des therapeutischen Vorgehens während der Phase der Stabilisierung notwendig.

Die Phase der Stabilisierung kann nach Eric Gentry (Baranowsky & Gentry, 2015) in drei Stufen unterteilt werden:

Zunächst müssen in *Stufe 1* drohende Gefahren durch die Umgebung beseitigt werden. Dies beinhaltet die Entfernung aus einer bedrohlichen Umgebung, beispielsweise aus einem Krisengebiet oder von einem Aufenthaltsort mit häuslicher Gewalt oder Missbrauch. Zudem soll ein möglichst großes Gefühl von Sicherheit aufgebaut werden.

Selbstverletzende Verhaltensweisen sollen reduziert werden. Akute Verletzungen und Erkrankungen müssen behandelt werden, sodass auch eine körperliche Sicherheit gewährleistet ist.

In *Stufe 2* sollen negative, selbstgefährdende Gedanken und Verhaltensweisen verringert werden. Suizidgedanken, Substanzkonsum, zu geringe Flüssigkeits- und Nahrungsaufnahme, sozialer Rückzug und Hochrisikoverhalten wie unvorsichtiges Überqueren der Straße oder das Balancieren auf Brückengeländern sind hier beispielhaft zu nennen. Zudem sollte auch eine somatische Stabilisierung erfolgen, zum Beispiel die Behandlung ausgeprägter Schlafstörungen.

In *Stufe 3* erfolgt die kognitive Umstrukturierung selbstabwertender Überzeugungen und negativer Annahmen über andere Menschen und die Welt. Traumatisierte Menschen leiden häufig unter dem Eindruck einer dauerhaften Beschädigung der eigenen Person und ihrer Lebensziele, haben den Glauben an gute Absichten anderer Menschen und Vertrauen in andere Personen, in Sicherheit und die eigenen Kompetenzen verloren. Sie leiden unter Gefühlen von Wertlosigkeit, Minderwertigkeit, Machtlosigkeit sowie unter Selbstvorwürfen (vgl. Boos, 2014). Durch kognitive Umstrukturierung dieser negativen Überzeugungen, die Vermittlung und Einübung von Fertigkeiten (Skills) sowie durch Aufbau von täglichen Aktivitäten soll die Entwicklung einer lebensbejahenden Identität gefördert werden.

Gemäß Landolt und Hensel (2012) muss in dieser ersten Phase der Behandlung eine Stabilisierung im sozialen, somatischen und affektiven Bereich erfolgen. Die soziale Lebenssituation muss Sicherheit vor anhaltender oder erneuter Traumatisierung gewährleisten. Vorhandene körperliche Beschwerden müssen so behandelt sein, dass sie die Therapie nicht beeinträchtigen. Stabilisierung im affektiven Bereich ist insbesondere durch eine Stärkung des Selbstwertgefühls, Steigerung der Affekttoleranz und Aufbau von Fähigkeiten zur Emotionsregulation gekennzeichnet.

Baranowsky und Gentry (2015) definieren fünf Kriterien, die in der Phase der Stabilisierung erreicht werden sollten:

- Beseitigung drohender Gefahren, da in einer Gefährdungssituation die Symptome einer PTBS nicht verringert werden können.
- Die Fähigkeit, zwischen tatsächlicher und gefühlter Sicherheit (outside danger und inside danger) zu unterscheiden. Nachdem reale Gefährdungssituationen beseitigt wurden, sollen Gefühle von Angst und Unsicherheit sowie Symptome einer erhöhten psychischen Sensitivität und Erregung durch kognitive Umstrukturierung und Skillsvermittlung reduziert werden.
- Erlernen verschiedener Skills, um Symptome des Wiedererlebens kontrollieren zu können.
- Die Fähigkeit, die erlernten Skills anzuwenden und dadurch Symptome des Wiedererlebens stoppen zu können. So können die traumatisierten KlientInnen aufdringliche Erinnerungen und Flashbacks als beherrschbar erleben. Sie erfahren, wie sie sich von überwältigenden Erinnerungen an das erlebte Trauma zumindest kurzzeitig befreien können. Dies wirkt sich auch positiv auf das Selbstwertgefühl aus, da Handlungsfähigkeit aufgebaut und gefühlte Machtlosigkeit gegenüber den Symptomen der PTBS abgebaut wird.
- Die Zustimmung des Klienten, zur Phase der Traumabearbeitung überzugehen.

Ähnliche Kriterien, die vor der Phase der Traumabearbeitung erfüllt sein müssen, werden bei der Dialektisch-Behavioralen Therapie der PTBS (DBT-PTSD) definiert (vgl. Bohus, Krüger & Priebe, 2013). Die Kriterien werden im Folgenden auszugsweise aufgelistet:

- Keine akute Suizidalität, keine schweren Selbstverletzungen, kein Hochrisikoverhalten in den vergangenen vier Monaten
- Bei vorliegender Abhängigkeit kein Substanzkonsum in den letzten zwei bis vier Monaten
- Eine soziale Lebenssituation, in der ein geringes Risiko erneuter Viktimisierung besteht
- Keine akute Krisensituation im näheren Umfeld, beispielsweise durch drohende Gewalt, drohende Obdachlosigkeit, Scheidung, Todesfall oder schwere Erkrankung
- Sichere Anwendung erlernter Skills in Krisensituationen
- Kenntnis der typischen Trigger für Dissoziation und die Fähigkeit, diesen selbständig gegenzusteuern
- Distanzierung von Schuldgefühlen
- Verständnis des Zwecks und Ziels der Traumabearbeitung

Vor der Traumabearbeitung bzw. Expositionsphase erfolgt eine Psychoedukation mit Erarbeitung eines individuellen Störungsmodells und Analyse von Bedingungen, die eine erfolgreiche

Traumabearbeitung verhindern. Diese Bedingungen werden in dieser Phase bearbeitet. Mit dem Klienten werden Therapieziele festgelegt. Zur Vorbereitung auf die Exposition werden behindernde Erlebens- und Verhaltensmuster reduziert. Hierzu werden beispielsweise Skills vermittelt und Schuldgefühle bearbeitet.

Die Phase der Stabilisierung dauert bei Flüchtlingen erfahrungsgemäß deutlich länger als bei KlientInnen ohne Fluchterfahrung. Ein bedeutsames Behandlungserschwernis stellt dabei die aufenthaltsrechtliche Situation der Flüchtlinge dar. So dauert es häufig unzumutbar lange, bis die betroffenen Personen Gewissheit darüber erhalten, ob sie dauerhaft im Aufnahmeland bleiben dürfen. Vor der endgültigen Klärung des Aufenthaltsstatus werden die meisten Flüchtlinge von der Angst belastet, dass sie zurück in ihr Herkunftsland müssen oder in einen vermeintlich sicheren Drittstaat. Entsprechend ist ein ausreichendes Gefühl von Sicherheit kaum zu entwickeln. Für viele Flüchtlinge endet daher die Flucht gefühlt auch erst mit der Bestätigung einer dauerhaften Aufenthaltserlaubnis im sicheren Aufnahmeland. Özkan und Belz (2014) vertreten die Ansicht, dass die folgende Phase der Traumabearbeitung nicht möglich ist, solange die notwendige psychische Sicherheit nicht durch einen sicherheitsgebenden Aufenthaltsstatus gegeben ist. Davor sollte auf eine beständige psychische Stabilisierung und Fähigkeiten zur Alltagsbewältigung und zum Umgang mit aktuellen Realbelastungen hingearbeitet werden. Es ist daher nicht selten, dass die Phase der Stabilisierung bei Flüchtlingen mehrere Jahre lang dauert.

3.2 Traumabearbeitung

In dieser Phase der Therapie erfolgt die Auseinandersetzung mit dem erlebten Trauma oder den erlebten Traumata. Ziel dieser Konfrontation mit den traumatischen Lebensereignissen ist die Neuverarbeitung dieser Erfahrungen. In der traumafokussierten kognitiven Verhaltenstherapie erfolgt diese Konfrontation oder Exposition durch Erstellung eines sogenannten Traumanarrativs. Ein Klient wird dabei mit therapeutischer Unterstützung angeleitet, zu beschreiben, was vor, während und nach dem traumatischen Ereignis geschehen ist. Im Sinne einer schrittweisen bzw. graduierten Exposition wird der Klient über mehrere Sitzungen hinweg ermutigt, immer mehr Details sowie Gedanken und Gefühle während des traumatischen Ereignisses zu erzählen. Schrittweise erfolgt eine Annäherung an den schlimmsten Moment des traumatischen Ereignisses. In der Regel wird das Narrativ verschriftlicht und die KlientInnen werden wiederholt angeleitet, den Bericht über ihr erlebtes Trauma vorzulesen. Flüchtlinge malen häufig das Narrativ, anstatt es niederzuschreiben.

Ziel der graduierten Exposition ist die Habituation, also eine Abnahme der belastenden Reaktionen auf Erinnerungen an das Trauma. Überwältigende Emotionen, beispielsweise extreme Angst, Hilflosigkeit oder Scham, und körperliche Reaktionen, beispielsweise Zittern, Schwitzen oder Herzrasen, bei Gedanken an das Trauma und bei der Begegnung mit Auslöse-Reizen sollen also abnehmen. Es soll erreicht werden, dass sich der Klient ohne Angst an das Trauma erinnern kann und somit auch in die Lage versetzt wird, sein Vermeidungsverhalten abzubauen. Ein weiteres Ziel ist die Integration des Traumas in die gesamte Lebensspanne, also die Erkenntnis, dass das traumatische Ereignis lediglich einen kurzen Moment des gesamten Lebens darstellt.

Die Wirksamkeit der graduierten Exposition wird lerntheoretisch durch die Habituation erklärt. Analog zur Behandlung einer spezifischen Phobie, beispielsweise vor Spinnen, führt die wiederholte Konfrontation mit dem gefürchteten Reiz über einen längeren Zeitraum zur Abnahme der Angst. Infolgedessen wird der gefürchtete Reiz nicht mehr als Bedrohung erlebt. Gleichzeitig wird die Überzeugung widerlegt, dass die Angst nur durch Vermeidungsverhalten reduziert werden kann. Dies hat auch eine Erhöhung der Selbstwirksamkeit zur Folge, da die Erfahrung gemacht wird, sich der Angst oder Bedrohung erfolgreich stellen zu können. Zudem wird durch das Nachlassen intensiver emotionaler und physiologischer Reaktionen eine bessere Kontrolle der traumatischen Erinnerungen erzielt.

Neurobiologische Grundlagen der posttraumatischen Belastungsstörung und Erklärungsmodelle für die Notwendigkeit und Wirksamkeit einer Exposition werden im folgenden Exkurs dargestellt.

Zu Beginn der Phase der Traumabearbeitung erleben viele KlientInnen zunächst eine Verschlimmerung ihrer Symptome. Zudem steht die Bearbeitung des traumatischen Erlebnisses dem Wunsch nach Vermeidung entgegen. Der Betroffene muss daher genau verstehen, warum er sich nun intensiv mit den quälenden Erinnerungen auseinandersetzen soll, die er doch schon lange zu unterdrücken oder zu vermeiden versucht. Deblinger und Heflin (1996) schlagen als Erklärungshilfe die Metapher einer verschmutzten Wunde vor. Sie erläutern, dass man mit einer verschmutzten Wunde auf unterschiedliche Weise umgehen kann. Man kann die Wunde einfach ignorieren in der Hoffnung, dass sie heilen wird und dass der Schmerz mit der Zeit nachlassen wird. In diesem Fall kann es jedoch auch sein, dass sich die Wunde entzündet und der Schmerz zunehmen wird. Alternativ kann man die Wunde sorgfältig auswaschen. Dieser Säuberungsprozess ist zwar schmerzhaft, ermöglicht jedoch eine anschließende Heilung. Die Traumabearbeitung ist also notwendig, um eine Heilung der seelischen Verletzung zu ermöglichen. Zudem wissen die meisten KlientInnen mit einer PTBS, dass die Strategie des Ignorierens, Hoffens und Abwartens nicht funktioniert, da sie in der Regel schon lange unter den Symptomen leiden. Während dieser langen Zeit haben sie sicherlich schon viel unternommen, um die aufdringlichen Erinnerungen an ein traumatisches Erlebnis zu stoppen. Diese Bemühungen waren jedoch nicht erfolgreich, da sie ansonsten keine therapeutische Unterstützung diesbezüglich benötigten.

In der Phase der Traumabearbeitung erfolgt auch eine Korrektur dysfunktionaler Kognitionen. Bei der Erstellung des Traumanarrativs werden die Gedanken des Klienten im Zusammenhang mit dem traumatischen Erlebnis erfasst. Traumatisierte Menschen haben meist negative Grundannahmen über sich selbst, andere Menschen und über die Welt. Sie sind beispielsweise davon überzeugt dauerhaft beeinträchtigt oder ein schlechter Mensch zu sein und ihre Lebensziele nie mehr erreichen zu können. Verbreitete Gedanken über andere Menschen sind, dass diese nicht vertrauenswürdig sind, keine guten Absichten hegen, andere nur ausnutzen möchten. Eine negative Annahme über die Welt ist beispielsweise, dass diese grundsätzlich keine Sicherheit bietet. Ein Überblick über typische posttraumatische Überzeugungen findet sich bei Boos (2014).

Viele minderjährige Flüchtlinge leiden infolge negativ verzerrter Annahmen unter Ärger, Scham, Traurigkeit und Schuldgefühlen. Diesen Gefühlen liegt beispielsweise der Gedanke zugrunde, dass sie es nicht verdient haben, die Situation in ihrem Herkunftsland oder die Flucht zu überleben. Insbesondere bei einem Verlust von Familienmitgliedern haben jugendliche Flüchtlinge häufig den Gedanken, dass ein anderes Familienmitglied es mehr verdient gehabt hätte zu überleben. Häufig werden auch die eigenen Handlungsmöglichkeiten und die eigene Verantwortung überbewertet. So haben viele traumatisierte Flüchtlinge Gedanken, dass sie sich hätten anders verhalten können, dass sie durch andere Handlungen ein schlimmes Ereignis für sich oder Familienmitglieder hätten abwenden können, oder dass sie durch ihr eigenes Verhalten ein schlimmes Ereignis provoziert oder mitverursacht haben. Solche negativen Annahmen sind in der Regel Irrtümer. Sie sollen im Rahmen der Therapie durch eine realistischere Betrachtungsweise ersetzt werden. Die Aufdeckung dieser Gedanken bei der Erstellung des Traumanarrativs ist hierzu die Voraussetzung.

3.3. Exkurs: Neurobiologische Grundlagen und Erklärungsmodelle

Erinnerungen an vergangene Ereignisse erfolgen durch das Zusammenwirken verschiedener Gedächtnissysteme mit unterschiedlichen neuronalen Netzwerken. Autobiographische Informationen werden im episodischen Gedächtnis gespeichert. Dieses Gedächtnissystem lässt sich unterteilen in ein deklaratives und ein non-deklaratives Gedächtnis. Das deklarative Gedächtnis beinhaltet Informationen über Zeit, Ort und Ablauf eines Ereignisses, welche die Einordnung in die Biographie ermöglichen und bewusst abrufbar sind. Im non-deklarativen Gedächtnis werden u. a. erlebte Gefühle, Sinneseindrücke und physiologische Reaktionen gespeichert, die während eines Ereignisses auftraten.

Bei einer PTBS können das ständige Wiedererleben eines Traumas sowie die Unfähigkeit, bestimmte Details des Traumas zu erinnern, gemäß dem Erklärungsmodell von van der Kolk (1994) auf ein fehlerhaftes Abspeichern dieses Ereignisses im deklarativen Gedächtnis zurückgeführt werden. Demnach bewirken extreme Angst und ein äußerst hohes Erregungsniveau während des traumatisierenden Ereignisses eine Überaktivität der Amygdala sowie eine verminderte Leistung des Hippocampus. Beide Areale sind Teil des limbischen Systems, das u. a. der Emotionsregulation dient. Die Amygdala lässt wahrgenommenen Informationen eine emotionale Bedeutung zukommen. Der Hippocampus ist an der Speicherung von Informationen im deklarativen Gedächtnis beteiligt. Durch die übermäßige Aktivierung der Amygdala und die starke Ausschüttung von Stresshormonen in einer Ausnahmesituation wird die Informationsverarbeitung durch den Hippocampus beeinträchtigt. Das traumatische Ereignis wird infolgedessen nicht in einen autobiographischen Kontext im deklarativen Gedächtnis eingebettet. Das non-deklarative Gedächtnis wird hingegen nicht beeinträchtigt. Die gespeicherten Gefühle, Sinneseindrücke und physiologischen Reaktionen (z. B. beschleunigter Herzschlag, Schwitzen, Zittern) werden regelmäßig auch bei neutralen Reizen in Form von Flashbacks und Albträumen erlebt und nehmen in ihrer Intensität nicht ab. Das Wiedererleben hat eine Hier- und Jetzt-Qualität, sodass es Betroffenen nicht möglich ist, das Trauma als ein Ereignis in der Vergangenheit einzuordnen, von dem aktuell keine Gefahr ausgeht. Es wird emotional und physiologisch als gegenwärtig geschehend erlebt. Die Überaktivierung der Amygdala ist hierbei wohl für die dauerhaft anhaltenden starken emotionalen und physiologischen Reaktionen beim geistigen Wiedererleben verantwortlich. Die verminderte Aktivität des präfrontalen Kortex bewirkt wahrscheinlich die Aktivierung der Erinnerungen durch Trigger und verhindert eine Löschung der Reaktionen hierauf. Die verminderte Aktivität des Hippocampus scheint für die mangelhafte Vergegenwärtigung eines sicheren Kontextes verantwortlich zu sein (vgl. Rauch, Shin & Phelps, 2006).

Bei Angststörungen wie Phobien oder Panikstörungen sowie bei PTBS werden starke Angstreaktionen auch durch ungefährliche Reize ausgelöst. Das „Erlernen" solcher Angstreaktionen, die Aufrechterhaltung und die Löschung solcher konditionierter Ängste beruhen auf den Aktivitäten von präfrontalem Kortex, Amygdala und Hippocampus (Parsons & Ressler, 2013). Genau diese Hirnareale weisen bei Menschen mit einer PTBS Veränderungen auf in Form von Übererregbarkeit der Amygdala, verminderter Aktivität des präfrontalen Kortex sowie in Form von Verkleinerungen und verminderter Aktivität des Hippocampus (Shin, Rauch, Pitman, 2006).

Verschiedene Studien zeigen, dass sich Veränderungen des Hippocampus infolge akuten oder chronischen Stresses entwickeln können. Andererseits weisen Menschen, wahrscheinlich genetisch bedingt, auch große Unterschiede in der Größe des Hippocampus vor dem Erleben eines Traumas auf. Veränderungen des Hippocampus werden daher auch als Risikofaktor für die Entwicklung einer PTBS diskutiert (vgl. Irle, Lange, Sachsse & Weniger, 2013). Akuter und chronischer Stress können bei der Amygdala zu neuronaler Neumodulierung führen, die mit einem Anstieg von Angstreaktionen und der Steigerung von Angstkonditionierung einhergeht (Roozendaal, McEwen & Chattarji, 2009).

Die mangelhafte Speicherung des traumatisierenden Lebensereignisses im deklarativen Gedächtnis wird im kognitiv-behavioralen Modell der PTBS von Ehlers und Clark (2000) berücksichtigt. Das Empfinden einer anhaltenden Bedrohung auch lange Zeit nach dem Trauma wird auf das Zusammenwirken von dysfunktionalen Interpretationen des Traumas, dysfunktionalem Sicherheits- und Vermeidungsverhalten sowie auf ein Traumagedächtnis zurückgeführt. Das Traumagedächtnis ist u. a. dadurch gekennzeichnet, dass das Trauma regelmäßig und ungewollt erinnert wird. Die Erinnerungen sind sehr lebendig, werden von intensiven emotionalen und körperlichen Reaktionen begleitet. Die Erinnerungen erfolgen ohne Einordnung in den autobiographischen Kontext. Betroffene können also beispielsweise erneut intensive Todesangst erleben, ebenso wie in der vergangenen Situation. Das Wissen, dass das Ereignis in der Vergangenheit liegt und gegenwärtig keine Gefahr droht, ist nicht verfügbar. Die Intensität der Erinnerungen erfolgt dadurch, dass das Trauma sensorisch und somatosensorisch wiedererinnert wird. Die Erinnerung geschieht also primär in Form von lebendigen Bildern, Geräuschen, die von erinnerten Gerüchen oder Geschmack begleitet werden können. Da das Traumagedächtnis nicht verändert wird, bleibt auch eine Löschung konditionierter Furchtreaktionen aus. Dysfunktionale Interpretationen des Traumas erhöhen zudem die Häufigkeit der Erinnerungen. Sicherheits- und Vermeidungsverhalten reduzieren zwar die Angst in bestimmten Situationen, stärken jedoch auch die dysfunktionalen Interpretationen und verhindern korrigierende Erfahrungen. Aus diesem Modell lässt sich die Notwendigkeit einer Traumabearbeitung ableiten. Durch die Bearbeitung können das Traumagedächtnis modifiziert, dysfunktionale Annahmen korrigiert und Vermeidungsverhalten abgebaut werden.

Metaphorisch wird das deklarative Gedächtnis auch als „kaltes Gedächtnis" und das non-deklarative Gedächtnis als „heißes Gedächtnis" bezeichnet (vgl. Elbert & Schauer, 2002; Neuner, Schauer & Elbert, 2013). Diese Bezeichnungen sind für jugendliche KlientInnen im Rahmen der Psychoedukation meist gut zu erklären. Das kalte Gedächtnis beinhaltet das Wissen über unser Leben und enthält Informationen über örtliche und zeitliche Zusammenhänge und Abläufe eines Lebensereignisses. Durch dieses Wissen kann ein Ereignis in die eigene Lebensgeschichte eingeordnet werden. Im heißen Gedächtnis wird hingegen gespeichert, was gesehen, gehört, gerochen, geschmeckt oder haptisch wahrgenommen wurde, welche Gefühle empfunden wurden und welche körperlichen Reaktionen ausgelöst wurden. Durch neuronale Netzwerke sind die beiden Gedächtnissysteme normalerweise miteinander verknüpft. Es werden also in der Regel beide Gedächtnisinhalte gemeinsam erinnert. Durch die bereits geschilderte fehlerhafte Abspeicherung traumatischer Ereignisse bleibt die Speicherung im kalten Gedächtnis aus. Die Ereignisse brennen sich jedoch in das heiße Gedächtnis ein. Die Erinnerungen im heißen Gedächtnis werden durch viele unbedeutende Reize ausgelöst. Die lebendigen Erinnerungen gehen mit sehr starken Gefühlen einher und werden als bedrohlich und gegenwärtig erlebt, da die Einordnung in die Lebensgeschichte durch Informationen des kalten Gedächtnisses ausbleibt. Die Bearbeitung des traumatischen Erlebnisses ist demnach notwendig, um die Inhalte im kalten Gedächtnis abzuspeichern. Das Trauma soll künftig als Ereignis in der Vergangenheit erinnert werden. Die Erinnerungen sollen so als weniger bedrohlich erlebt werden. Dies muss bei aktivem heißem Gedächtnis erfolgen, da nur so eine Verknüpfung der Inhalte aus den beiden Gedächtnissystemen erfolgen kann. Die unterschiedlichen Gedächtnismodelle und die Notwendigkeit einer Traumabearbeitung können jugendlichen KlientInnen durch das folgende Modell erklärt werden.

3.3.1 Beispiel für ein Modell zur Psychoedukation

Das, was in unserem Leben bisher passiert ist, ist normalerweise gut aufgeräumt und sortiert. Du kannst dir das vorstellen wie ein Schrank mit Fotobüchern. Die Fotobücher sind der Reihe nach geordnet. Die Reihenfolge der Bücher wird durch unser kaltes Gedächtnis festgelegt. Im kalten Gedächtnis sind auch wichtige Tatsachen abgespeichert. Wenn du dich beispielsweise an deine Einschulung erinnern möchtest, weißt du, dass Erinnerungen daran in einem der ersten Bücher enthalten sind. Im kalten Gedächtnis sind beispielsweise auch Informationen darüber, in welcher Stadt die Schule war, wie alt du bei der Einschulung warst, vielleicht die Namen deiner Freunde, Lehrer usw. Es gibt auch ein heißes Gedächtnis. Im heißen Gedächtnis haben wir Erinnerungen mit Bildern und Gefühlen gespeichert. Das sind sozusagen ganz lebendige Bilder in den Fotobüchern. Auch Geräusche, Gerüche oder Körperempfindungen können mit diesen Bildern gespeichert sein. Wenn du dir die Bilder von deiner Einschulung genau anschaust, kannst du vielleicht wieder deine Freude oder Aufregung von damals spüren oder dich an den Geruch im Klassenraum erinnern.

Ein ganz schlimmes Erlebnis, so wie du es erlebt hast, wird manchmal nicht richtig abgespeichert. Es wird nur im heißen, aber nicht im kalten Gedächtnis abgespeichert. Das ist dann so, als würden ganz viele Bilder auf einem Haufen liegen. Beim kleinsten Windstoß wird der Haufen aufgewirbelt und einzelne Bilder fliegen einem vor Augen. Man sieht dann das schlimme Ereignis wieder vor sich, hat die gleichen intensiven Gefühle wie damals, beginnt vielleicht wieder zu zittern oder hat starkes Herzklopfen. Das kann man gar nicht kontrollieren. Und weil die Fotos nicht sortiert sind, weiß man gar nicht, wann die Ereignisse stattgefunden haben. Wenn diese Fotos vor Augen kommen, hat man das Gefühl, als würde es gerade passieren. Wenn man das nun verändern will, muss man die Fotos einsortieren. Sie müssen in das kalte Gedächtnis. Das ist aber nur möglich, wenn man sich jedes Foto auf dem Haufen genau anschaut. Ich kann mir vorstellen, dass du das nicht möchtest. Es ist aber der einzige Weg, den Haufen aufzuräumen und die Fotos richtig in ein Fotobuch einzuordnen.

Deine aufdringlichen Erinnerungen an das schlimme Erlebnis kannst du sortieren und im kalten Gedächtnis speichern, indem du mir möglichst genau erzählst, was damals passiert ist.

3.4 Integration

Menschen mit einer PTBS neigen zu einer gedanklichen Verhaftung in der Vergangenheit. Sie fokussieren die vergangenen traumatischen Lebensereignisse, was mit einer stark eingeschränkten Orientierung auf Gegenwart und Zukunft einhergeht. Zudem fördert der eingeschränkte Blick in die negative Vergangenheit das Verharren in der Opferrolle. Soziale Beziehungen, Freizeitaktivitäten und schulische bzw. berufliche Leistungen werden dadurch häufig vernachlässigt bzw. erheblich beeinträchtigt. Der eingeschränkte Blick mit Selbstbild eines Opfers erschwert es Flüchtlingen, im Aufnahmeland Fuß zu fassen und in die dortige Gesellschaft hineinzuwachsen. In der Phase der Traumabearbeitung sollte ein Klient bereits erkannt haben, dass das traumatische Ereignis lediglich einen kurzen Moment seines Lebens, einen Teil seiner Vergangenheit darstellt. Die Integration des Traumas in die Biographie des Klienten wird in dieser folgenden Therapiephase gefördert.

Durch Aktivitätsaufbau wird eine stärkere Orientierung auf die Gegenwart gefördert. Freizeitaktivitäten und soziale Kontakte sollen zu positiven Erfahrungen führen. Durch Aufzeigen von Erfolgserlebnissen und Fortschritten, beispielsweise beim Erlernen einer Fremdsprache, sollen Gefühle von Wertlosigkeit und das negative Selbstbild korrigiert werden. Eine Betrachtung positiver Erlebnisse in der Vergangenheit dient der Suche nach Ressourcen. Frühere Freizeitaktivitäten, Beschäftigungen geben Auskunft über Interessen und Talente und liefern so Hinweise auf geeignete Aktivitäten in der Gegenwart. Zudem soll in der Phase der Integration eine positive Zukunftsperspektive erarbeitet werden. Kurz-, mittel- und langfristige Ziele werden gesucht und in Teilschritte unterteilt. Ein unsicherer Aufenthaltsstatus stellt hier bei Flüchtlingen häufig eine enorme Erschwernis dar. Viele erachten es zunächst als sinnlos, Zukunftspläne zu schmieden, solange sie keine Gewissheit darüber haben, an welchem Ort ihre Zukunft liegen wird.

Weiterhin wird in dieser letzten Phase der Traumabehandlung die Anwendung erlernter Bewältigungsstrategien auf zukünftige Probleme geplant. Mit dem Klienten wird besprochen, welche Strategien er bei zukünftigen Belastungen anwenden kann. Das Verhalten in zukünftigen Krisensituationen wird besprochen. Schwierige Situationen in der Zukunft werden thematisiert, beispielsweise Geburtstage oder Todestage von Familienmitgliedern.

In der Integrationsphase soll also erreicht werden, dass der Klient seine Vergangenheit differenziert betrachten kann, das Trauma lediglich als einen kleinen Teil seiner Vergangenheit sieht, neben positiven Ereignissen in seiner Vergangenheit. Trotz traumatisierender Erfahrungen soll die Gegenwart als positiv und lebenswert erachtet werden. Eine positive Zukunftsperspektive soll dem Leben einen neuen Sinn geben. Dadurch sollen auch eine Stärkung des Selbstwertgefühls sowie eine positive Veränderung des Selbstbildes erreicht werden. Die Zeitperspektiven-Therapie ist auf eine Ausbalancierung der individuellen Perspektive auf Vergangenheit, Gegenwart und Zukunft ausgerichtet. Durch diese Balance sollen die genannten Ziele erreicht werden. Dieser Therapieansatz wird im folgenden Exkurs vorgestellt.

3.5 Exkurs: Die Zeitperspektiven-Therapie

Die Zeitperspektiven-Therapie (Zimbardo, Sword & Sword, 2013) ist ein relativ neuer Therapieansatz zur Behandlung einer PTBS. Sie basiert auf der Zeitperspektiven-Theorie von Zimbardo (Zimbardo & Boyd, 2009) und entstand aus der therapeutischen Arbeit mit amerikanischen Kriegsveteranen, die unter Traumafolgestörungen litten.

Die Zeitperspektiven-Theorie unterscheidet die sechs Zeitperspektiven *Positive Vergangenheit, Negative Vergangenheit, Gegenwartshedonismus, Gegenwartsfatalismus, Zukunft* und *Transzendentale Zukunft.* Jeder Mensch kann sich gedanklich in den drei Zeitzonen Vergangenheit, Gegenwart und Zukunft aufhalten. In jeder Zeitzone sind positive und negative Aspekte zu finden. Entsprechend besitzt wohl jeder Mensch einen individuellen Mix dieser Zeitzonen als persönliche Vorliebe. Manche Menschen beschäftigen sich besonders mit der Gegenwart, leben im Hier und Jetzt. Andere sind eher zukunftsorientiert, schmieden viele Pläne für die kommende Zeit. Während sich einige Menschen gedanklich eher mit den positiven Ereignissen einer Zeit beschäftigen, konzentrieren sich andere auf die negativen Aspekte. Gemäß der Zeitperspektiven-Theorie beeinflusst der persönliche Zeitzonen-Mix die Gedanken, Gefühle und Handlungen. Er hat einen erheblichen Einfluss auf die Lebenszufriedenheit (Boniwell, Osin, Linley & Ivanchenko, 2010) und die Stimmung (Stolarski, Matthews, Postek, Zimbardo & Bittner, 2014). Viele Menschen, die unter einer PTBS leiden, weisen eine Fokussierung auf die *Negative Vergangenheit* auf. Sie verhaften gedanklich an den schlimmen Ereignissen in der Vergangenheit und verharren somit in einer Opferrolle. Zudem neigen die Betroffenen zum *Gegenwartsfatalismus*. Sie glauben also, dass ohnehin alles vorherbestimmt ist und eben kommt, wie es kommt. Vorhaben und Pläne werden daher als sinnlos betrachtet und gar nicht erst aufgestellt. Die Änderung eigenen Verhaltens oder das Ausprobieren neuer Verhaltensweisen werden ebenso nicht in Betracht gezogen. Die Zukunft spielt im Zeitzonen-Mix von Menschen mit PTBS häufig keine Rolle. Betroffene stecken also häufig in der Vergangenheit fest und zeigen eine Schicksalsergebenheit, die mit dem gefühlten Verlust von Kontrolle über das eigene Leben einhergeht.

Ziel der Zeitperspektiven-Therapie ist die Ausbalancierung der Zeitperspektiven. Seelische Not entsteht, wenn der Blick auf die negative Vergangenheit überwiegt. Dies trifft auch auf Menschen mit depressiven Störungen zu. Entsprechend wird die seelische Not gemindert, indem eine Ausbalancierung mit den anderen Zeitperspektiven erfolgt. Die Gedanken also nicht mehr überwiegend durch vergangenes Negatives belastet werden. Menschen mit einer PTBS sollen also neben den negativen auch die positiven Ereignisse in ihrem bisherigen Leben erinnern. Sie sollen wieder lernen, Freude zu empfinden, indem sie positiven Aktivitäten nachgehen und machen, worauf sie Lust haben (Gegenwartshedonismus). Vor allem aber soll ihnen der Blick in die Zukunft eröffnet werden. Dieser Schritt gilt als besonders schwierig, da sich Menschen mit einer PTBS kaum noch eine hoffnungsvolle Zukunft auszumalen vermögen.

Die Zeitperspektiven-Therapie beinhaltet folgende Schritte:

- Vermittlung der verschiedenen Zeitperspektiven
- Akzeptanz des Traumas als ein kleiner Teil der Vergangenheit
- Vermittlung von Übungen zur Selbstberuhigung, beispielsweise Atemübungen
- Erarbeitung positiver Erlebnisse in der Vergangenheit
- Aufbau von gegenwärtigen angenehmen Aktivitäten
- Förderung prosozialen Verhaltens
- Aufstellung von positiven Zukunftsplänen

Die Zeitperspektiven-Therapie betont die Wichtigkeit der Förderung prosozialer Verhaltensweisen. Menschen mit posttraumatischer Belastungsstörung neigen zum sozialen Rückzug, werden andererseits aber auch von ihrem sozialen Umfeld gemieden. Bestandteil der Zeitperspektiven-Therapie ist daher auch eine therapeutische Gruppe. Hier erleben die Betroffenen, dass sie nicht die Einzigen sind, die unter den Symptomen einer PTBS leiden. Der Kontakt zu anderen betroffenen Menschen, die ihre Schwierigkeiten und Leiden gut nachvollziehen können, wirkt entlastend. Um soziale Kontakte zu unbelasteten Menschen zu fördern und um prosoziales Verhalten zu trainieren, werden regelmäßig Angehörige und Freunde zur Teilnahme an der Therapiegruppe eingeladen.

Eine erste klinische Studie der Begründer der Zeitperspektiven-Therapie (in Zimbardo, Sword & Sword, 2013) ergab, dass bei der Mehrheit der behandelten traumatisierten Kriegsveteranen die Symptome von Depressionen, Angst und PTBS nach der Zeitperspektiven-Therapie reduziert waren.

3.6 Fazit

Die Therapie einer PTBS erfolgt in drei aufeinander aufbauenden Phasen: Stabilisierung, Traumabearbeitung und Integration. Traumatherapie ist also nicht mit Traumabearbeitung gleichzusetzen, wie dies häufig durch Medien suggeriert wird. Durch erschwerende Behandlungsbedingungen, insbesondere durch die unsichere Aufenthaltssituation, kann die erste Phase der Stabilisierung bei Flüchtlingen sehr lange dauern. Erfahrungsgemäß beendet ein Großteil der unbegleiteten minderjährigen Flüchtlinge die Therapie nach erfolgreicher Stabilisierung. Einige mögen dies aus Furcht vor der Traumabearbeitung tun. Viele sehen jedoch keine Notwendigkeit zur Fortführung der Therapie, da durch die Stabilisierungsphase für sie eine zufriedenstellende Abnahme der Beschwerden, ein Gefühl von Sicherheit und Kontrollierbarkeit der Symptome des Wiedererlebens erreicht wurden.

Durch eine Traumatherapie können die empfundenen Belastungen durch die Symptome des Wiedererlebens, ein Abbau des Vermeidungsverhaltens und eine Veränderung dysfunktionaler Kognitionen erreicht werden. Die hohe Erwartung, dass durch die Therapie die Erinnerungen an das traumatische Ereignis vollständig gelöscht werden, kann nicht erfüllt werden. Unbegleitete minderjährige Flüchtlinge sollten vor der Aufnahme einer Therapie daher nicht in dieser Vorstellung bestärkt werden. Ebenso sollte den geflüchteten Jugendlichen nicht die Hoffnung gemacht werden, dass eine therapeutische Unterstützung innerhalb kurzer Zeit zum Abklingen aller Beschwerden führt. Solche unrealistischen Vorstellungen werden schnell enttäuscht und begünstigen erfahrungsgemäß Therapieabbrüche.

Bei der Stabilisierung können unbegleitete minderjährige Flüchtlinge sehr gut durch pädagogische Fachkräfte in den Wohngruppen und Clearingstellen unterstützt werden. Da die jugendlichen Geflüchteten täglich einen großen Leidensdruck verspüren, besteht in der Regel auch jeden Tag Bedarf an Unterstützung, insbesondere in Form von Ablenkung von den aufdringlichen schlimmen Erinnerungen. TherapeutInnen können eine solche Unterstützung im Alltag theoretisch nur bieten, wenn sie in der Wohngruppe tätig sind. Der Prozess der Stabilisierung sollte also durch pädagogische Unterstützung gefördert werden. Die Unterstützung im Gruppenalltag kann insbesondere in Form von Ablenkung durch Gruppenaktivitäten, Sportangebote, Skillsvermittlung, Motivierung zur Durchführung der Skills und Lenkung der Aufmerksamkeit auf die Gegenwart erfolgen. Das vorliegende Manual wurde so konzipiert, dass das Stabilisierungstraining in Einrichtungen mit minderjährigen Flüchtlingen von pädagogischen Fachkräften umgesetzt werden kann.

4. TRAININGSKONZEPT

Das Konzept des Stabilisierungstrainings für jugendliche Flüchtlinge mit Traumafolgestörungen basiert auf Methoden der kognitiven Verhaltenstherapie, der Dialektisch-Behavioralen Therapie und der Zeitperspektiven-Therapie. Übergeordnetes Ziel des Trainings ist die emotionale und psychische Stabilisierung der Teilnehmenden. Hierzu werden in den Trainingseinheiten mehrere therapeutische Methoden kontinuierlich eingesetzt: Skillsvermittlung, Bearbeitung von Diary Cards, Achtsamkeitsübungen. Das Training wurde so konzipiert, dass seine Inhalte ohne Hinzuziehung von ÜbersetzerInnen und ohne bedeutsame psychotherapeutische Kompetenzen vermittelt werden können. Das Training kann also von pädagogischen Fachkräften in Wohngruppen durchgeführt werden. Dadurch soll eine bessere Versorgung von unbegleiteten minderjährigen Flüchtlingen erreicht werden.

4.1 Trainingsziele

Das Training soll zu einer besseren Versorgung von unbegleiteten jugendlichen Flüchtlingen beitragen. Bei der Konzeption des Trainings wurde daher das Ziel verfolgt, dass die Trainingsinhalte nicht nur von PsychologInnen und ÄrztInnen in Praxen und Kliniken, sondern auch von pädagogischen Fachkräften in Clearingstellen, Wohngruppen und Beratungsstellen vermittelt werden können. So soll mehr Flüchtlingen mit Traumafolgestörungen ein Zugang zu einem stabilisierenden Unterstützungsangebot ermöglicht werden. Zudem sollen mit dem vorliegenden Manual pädagogische Fachkräfte Informationen und Materialien erhalten, mit denen sie auf die Beschwerden der jugendlichen Flüchtlinge reagieren und sie wirkungsvoll unterstützen können.

Das Konzept einer spracharmen Durchführung soll ebenfalls zur besseren Versorgung der geflüchteten Jugendlichen beitragen. Die Vermittlung der Trainingsinhalte stützt sich auf Bildmaterialien und Videoclips, sodass auf die Inanspruchnahme von DolmetscherInnen verzichtet werden kann, wenn die Teilnehmenden über rudimentäre Deutschkenntnisse verfügen, was erfahrungsgemäß nach drei Monaten Schulbesuch in Deutschland der Fall ist. So soll das Training unabhängig von den Möglichkeiten einer Finanzierung von DolmetscherInnen bzw. Sprach- und KulturmittlerInnen durchführbar sein. Die Erfahrung der Teilnehmenden, dass sie ohne Unterstützung durch ÜbersetzerInnen die Trainingsinhalte umsetzen können, sollen die gefühlte Selbstwirksamkeit und die Selbstbestimmung der Teilnehmenden stärken.

Die Konzeption als Gruppentraining erhöht einerseits die Wirtschaftlichkeit des Trainings. Ohne zusätzliches Personal und finanzielle Mittel soll so eine größere Zahl von Flüchtlingen mit Traumafolgestörungen versorgt werden können. Gleichzeitig bietet eine Gruppe den Teilnehmenden auch Vorteile gegenüber einer Einzeltherapie. Die positiven Einflüsse des Gruppensettings auf KlientInnen mit Traumafolgestörungen werden von TherapeutInnen unterschiedlicher Therapieverfahren betont (Firus, Schleier, Geigges & Reddemann, 2012; Zimbardo et al., 2013). Eine Übersicht über relevante Wirkfaktoren der Gruppentherapie geben Sipos und Schweiger (2007). Da es sich um ein spracharmes Training handelt, können in diesem Setting nicht alle Wirkfaktoren einer Gruppentherapie eintreten. Insbesondere durch den fehlenden Austausch über erfahrene Erlebnisse, Gedanken und Gefühle kann nicht mit einem extremen Gefühl der Erleichterung im Sinne des Emotionsmanagements gerechnet werden. Andererseits dürfte genau das Fehlen dieses Austausches die Hemmschwelle zur Trainingsteilnahme für viele Flüchtlinge erheblich reduzieren. Ein entscheidender Wirkfaktor ist jedoch auch in diesem spracharmen Gruppensetting realisierbar: die Universalität des Leidens. Die Teilnehmenden erfahren, dass auch andere Menschen unter den gleichen Symptomen bzw. Schwierigkeiten leiden. Sie erkennen also, dass sie mit diesen Problemen nicht alleine sind. Diese Erfahrung reduziert Scham und Angst vor den Symptomen. Der Erwerb von Fertigkeiten wird durch das Gruppensetting gefördert. Das Lernen am Modell anderer Teilnehmenden, insbesondere durch den Erfahrungsaustausch über die einzelnen Skills und die Besprechung der Diary Card, unterstützt die Anwendung von Skills außerhalb der Sitzungen. Teilnehmende, die sichtliche Fortschritte bei der Verbesserung der Stimmung und der Reduzierung der Symptombelastung zeigen, können als Vorbild fungieren und zu einer Erhöhung der Therapiemotivation bei den anderen Teilnehmenden beitragen. Schließlich kann die Erfahrung eines Teilnehmers, dass er anderen

Teilnehmenden helfen kann, sein Selbstbewusstsein steigern.

Erfahrungsgemäß weisen minderjährige Flüchtlinge bei Therapien eine relativ hohe Abbruchquote auf. Aus diesem Grund wurde das Training mit möglichst wenigen Einheiten konzipiert. Das Training umfasst lediglich sechs Trainingseinheiten von jeweils 90 Minuten Dauer. So soll erreicht werden, dass eine möglichst große Zahl der Teilnehmenden das Training erfolgreich beendet.

Die Trainingsinhalte sollen zu einer emotionalen und psychischen Stabilisierung der Teilnehmenden führen. Zu diesem Zweck werden Methoden der kognitiven Verhaltenstherapie, der Dialektisch-Behavioralen Therapie und der Zeitperspektiven-Therapie eingesetzt. Übergeordnete Trainingsziele sind:

- Die Teilnehmenden sollen ein besseres Krankheitsverständnis erlangen. Dadurch sollen Ängste im Hinblick auf Symptome von Traumafolgestörungen reduziert und die Trainingsmotivation gesteigert werden.
- Die Teilnehmenden sollen die Symptome von Traumafolgestörungen als kontrollierbar erleben. Hierzu sollen sie Techniken zu Gedankenstopp und zur Regulation von negativen Gefühlszuständen erlernen.
- Durch eine Ausbalancierung der Zeitperspektiven soll das emotionale Befinden positiv beeinflusst und die Selbstwirksamkeitserwartung erhöht werden.
- Ressourcenaktivierung und Aktivitätsaufbau sollen zu einer Steigerung des Selbstwertgefühls führen.
- Die Teilnehmenden sollen lernen, emotionale Krisensituationen besser zu bewältigen.
- Die emotionale und psychische Stabilisierung soll zu einer Reduzierung von Krisensituationen führen.

4.2 Eingesetzte Methoden

Einige therapeutische Methoden werden in allen Trainingseinheiten kontinuierlich eingesetzt: Skillsvermittlung, Bearbeitung von Diary Cards, Achtsamkeitsübungen. Diese werden im Folgenden beschrieben.

4.2.1 Achtsamkeitsübungen

Ebenso wie im Skillstraining der Dialektisch-Behavioralen Therapie mit Jugendlichen (vgl. Merod, 2011) wird zu Beginn jeder Sitzung in der Gruppe eine sogenannte *aktivierende Achtsamkeitsübung* durchgeführt. Achtsamkeit bedeutet, in der Wirklichkeit gegenwärtig zu sein (Giacobbe, 2007). Die Fokussierung der Aufmerksamkeit auf die Realität, auf den aktuellen Augenblick geht mit der Beendigung von Gedanken über nicht gegenwärtige Sachverhalte und somit in der Regel auch mit dem Nachlassen von unerwünschten Gefühlen einher. Die ursprünglich aus dem Zen stammenden Techniken zur Förderung der Achtsamkeit sind mittlerweile in der Verhaltenstherapie verbreitet und dienen dem Ausschalten kognitiver Bewertungsprozesse sowie der Relativierung affektiver Schemata (Reicherzer, 2013). Achtsamkeitsübungen sollten drei Bedingungen erfüllen:

- Die Teilnehmenden sollten sich auf die Übung einlassen, teilnehmen,
- Die Teilnehmenden sollten konzentriert sein,
- Die Teilnehmenden sollten nicht bewerten.

Durch die Achtsamkeitsübung sollen also zu Beginn der Sitzung negative Gedankengänge und damit einhergehende emotionale Belastungen durch Konzentration auf den Augenblick unterbrochen werden. Traumatisierte Flüchtlinge sollen durch die Übung insbesondere von ihren Gedanken an die negative Vergangenheit und von ihren Zukunftssorgen in die gegenwärtige Situation geholt werden. Daher setzen die in diesem Buch vorgestellten Achtsamkeitsübungen ein gewisses Maß an Konzentration und körperlicher Aktivität voraus. Sie sind ohne entsprechende Aufmerksamkeit kaum zu bewältigen. Die Achtsamkeitsübungen sollen darüber hinaus durch ihren spielerischen Charakter die nonverbale Kommunikation und Interaktion zwischen den Teilnehmenden fördern, bestehende Ängste vor der Gruppe reduzieren und so zu einer angenehmen Gruppenatmosphäre beitragen. Im weiteren Verlauf wird durch die Achtsamkeitsübungen auch die Entwicklung eines Zusammengehörigkeitsgefühls in der Gruppe gefördert.

4.2.2 Skillsvermittlung

Der Begriff „Skill" ist der Dialektisch-Behavioralen Therapie entnommen. Die Dialektisch-Behaviorale Therapie für Adoleszente (DBT-A) wurde speziell für Jugendliche mit emotional-instabilen Persönlichkeitszügen entwickelt und zielt insbesondere auf eine Reduktion von suizidalen und parasuizidalen Verhaltensweisen. Hier werden Skills definiert als kognitive, emotionale und handlungsbezogene Reaktionen, die sowohl kurz- als auch langfristig zu einem Maximum an positiven und einem Minimum an negativen Ergebnissen führen (Linehan, 1993). Selbstschädigende Verhaltensweisen werden als maladaptive Problemlösungen betrachtet, die Betroffene als einzige Möglichkeit sehen, ihre Emotionen zu regulieren. Im Skillstraining werden daher Fertigkeiten zu Achtsamkeit, Stresstoleranz, Umgang mit Gefühlen, zwischenmenschlichen Fertigkeiten und „Walking the Middle Path" vermittelt, die den Aufbau neuer Verhaltensweisen zur Emotionsregulation fördern (vgl. Fleischhaker, Sixt & Schulz, 2010). In diesem Stabilisierungstraining werden überwiegend Skills aus dem Bereich „Stresstoleranz" vermittelt. Skills bzw. Fertigkeiten aus diesem Bereich sollen den Trainingsteilnehmenden helfen, Situationen zu überstehen, die sehr unangenehm und schwierig auszuhalten sind, jedoch gegenwärtig nicht verändert werden können. Bei Flüchtlingen mögen dies beispielsweise die Kriegssituation im Herkunftsland, eine ernsthafte Erkrankung eines Familienmitgliedes, der fehlende Kontakt zur Familie, die Ungewissheit über den Verbleib von Familienmitgliedern oder die unklare Aufenthaltsperspektive im Aufnahmeland sein. Die gedankliche Auseinandersetzung mit diesen Situationen führt grundsätzlich zu intensiven unangenehmen Gefühlen und hoher Anspannung. In solchen Krisensituationen sollten die Betroffenen keine Handlungen unternehmen, die ihre Situation noch verschlimmern, beispielsweise Selbstverletzungen oder Substanzkonsum. Es ist wichtig zu betonen, dass Skills nur kurzfristig wirksam sind und die Situation dadurch nicht verändert werden kann. Die Fertigkeiten zur Stresstoleranz lassen sich unterteilen in Skills zur Beruhigung, zur Ablenkung und zur Verbesserung des Augenblicks (vgl. Fleischhaker, Sixt & Schulz, 2010). Skills zur Ablenkung sind beispielsweise positive Aktivitäten, Ablenkungen durch Körperempfindungen (Scharfes essen, Stein im Schuh, kalte Dusche, Hocke) oder Ablenkungen durch Gedanken (Rückwärts zählen, 10xA). Zur Beruhigung dient der Skill „5x5", bei dem mit jedem der fünf Sinne jeweils fünf Dinge bewusst wahrgenommen werden. Zur Verbesserung des Augenblicks werden Entspannungsübungen wie das Zählen des Atems eingesetzt. Ziel der Vermittlung von Skills ist es, dass die Teilnehmenden durch deren Anwendung lernen, emotionale Krisen und Spannungszustände zu regulieren und Symptome des Wiedererlebens zu unterbrechen. Die Teilnehmenden sollen durch die Skills die emotionalen Krisen sowie Symptome einer Traumafolgestörung als beherrschbar erleben. Dadurch sollen selbstschädigende Verhaltensweisen reduziert und die Selbsteffizienz und Selbstkontrolle der Teilnehmenden gesteigert werden.

4.2.3 Bearbeitung von Diary Cards

Die Wahrnehmung der Selbstwirksamkeit wird durch die Einführung eines Tagesprotokolls, der sogenannten Diary Card unterstützt. In der Diary Card notieren die Teilnehmenden täglich ihre Stimmung und geben das Ausmaß erlebter Symptome von Traumafolgestörungen an. Auf diese Weise ist einerseits schnell ersichtlich, wie es den Teilnehmenden in der Zeit zwischen den Trainingssitzungen ergangen ist. Der Vergleich von Stimmung und Symptombelastung vor und nach Anwendung eines Skills soll den Teilnehmenden die Wirksamkeit der eingesetzten Fertigkeiten verdeutlichen. Dies soll zu einer Erhöhung von erlebter Selbstkontrolle und Therapiemotivation führen. Das Besprechen der Diary Card zu Beginn einer Sitzung soll zudem zum regelmäßigen Üben der Skills anregen. Im Sinne eines Kontingenzmanagements wird das sorgfältige Ausfüllen der Diary Card und somit die Einübung der Skills positiv von den Trainern verstärkt (beispielsweise durch Lob). Auf das Fehlen der Diary Card bzw. unerledigte Hausaufgaben reagieren andere Teilnehmende häufig mit einer gewissen Missbilligung, was als negative Konsequenz wirksam sein kann.

4.3 Ziele und theoretische Hintergründe der einzelnen Trainingseinheiten

Im Folgenden werden die Ziele und theoretischen Hintergründe der einzelnen Trainingseinheiten erläutert.

4.3.1 Trainingseinheit 1

Themenschwerpunkt der ersten Trainingseinheit ist die Benennung von Gefühlen. In der ersten Phase der Traumabehandlung soll auch eine Stabilisierung der emotionalen Befindlichkeit erreicht werden. Da insbesondere traumatisierte Kinder ihre Gefühle als diffus erleben, sollten sie früh in der Phase der Stabilisierung darin unterstützt werden, ihre Gefühle zu identifizieren und zu benennen (vgl. Landolt & Hensel, 2012).

Die Vermittlung von Fertigkeiten zur Emotionsregulation setzt die Identifizierung von Gefühlen und deren Verbalisierung voraus. Die Benennung der eigenen Gefühle wird manchen Flüchtlingen möglicherweise nicht nur durch die Sprachbarriere erschwert. Bestimmte Gefühle wie Traurigkeit oder Angst werden vielleicht aus Scham nicht geäußert. Manche Jugendliche könnten Schwierigkeiten bei der Wahrnehmung und Benennung der Gefühle haben, da sie in einem Umfeld aufgewachsen sind, in dem die Mitteilung des Befindens nicht erwünscht war und daher auch nicht stattfand. Möglicherweise wurden auch nur einige Gefühle nicht geäußert, da sie nicht mit dem geltenden Rollenbild in ihrem Umfeld vereinbar waren. So könnte beispielsweise einem Jugendlichen von Kind an vermittelt worden sein, dass Jungen und Männer nicht traurig sind und nicht weinen.

Die Fähigkeit, das emotionale Befinden auszudrücken, ermöglicht es, besser auf die Bedürfnisse des traumatisierten Jugendlichen einzugehen und eine spezifische Form der Unterstützung anzubieten. So können beispielsweise MitarbeiterInnen einer Wohngruppe auf geäußerte Angst oder geäußerte Traurigkeit eine angemessenere Unterstützung anbieten als auf die Mitteilung „Es geht mir nicht gut". Die Mitteilung von Gefühlen ermöglicht es Betreuungs- und Bezugspersonen auch, Fertigkeiten zur Emotionsregulation in Form von Veränderungen der Reiz-Exposition (vgl. Bohus, 2002) zu unterstützen. Demnach sollen Reize, die unangenehme Gefühle auslösen, vermieden werden. Positive Situationen oder Reize, die angenehme Gefühle hervorrufen, sollen hingegen vermehrt aufgesucht werden. Insbesondere traumatisierte Menschen neigen dazu, sich ständig mit Reizen zu konfrontieren, die an das Trauma erinnern. Viele Flüchtlinge aus Kriegsgebieten beschäftigen sich beispielsweise intensiv mit dem Kriegsgeschehen im Heimatland; sie schauen entsprechende Videos, lesen Nachrichten und Blogs im Internet.

Die Fähigkeit, eigene Gefühle zu identifizieren und auszudrücken, ist essentiell für ein emotionales Gleichgewicht. Selbst in Krisensituationen führt die Äußerung eigener Gefühle zu einer Reduktion von Anspannung und zu emotionaler Entlastung (vgl. Berger & Riecher-Rössler, 2004). In der ersten Trainingseinheit werden einerseits die deutschen Wörter für die Gefühle *Fröhlichkeit*, *Traurigkeit*, *Wut* und *Angst* eingeführt. Diese Gefühle werden weltweit und kulturübergreifend in gleicher Weise erkannt und nonverbal ausgedrückt (vgl. Zimbardo, 1995). Daneben wird der Begriff „nachdenklich" eingeführt. Nachdenklichkeit ist zwar kein Gefühl im engeren Sinne. Es beschreibt jedoch in einfacher Weise einen Befindlichkeitszustand, in dem sich traumatisierte Flüchtlinge häufig befinden. Durch Einführung dieses Begriffes soll erreicht werden, dass auch dieser Zustand von den Trainingsteilnehmenden ausgedrückt werden kann. Durch die Benennung von Gefühlen im Gruppensetting sollen Schamgefühle aufgrund erlebter unerwünschter Gefühle reduziert werden. Die Erfahrung, dass auch andere Menschen die gleichen Gefühle erleben und diese benennen, soll dazu ermutigen, auch außerhalb der Gruppe Gefühle zu äußern.

4.3.2 Trainingseinheit 2

Viele Flüchtlinge können die Symptome einer Traumafolgestörung nicht als solche einordnen. Sie vermuten möglicherweise eine ernsthafte somatische Erkrankung als Ursache für ihre Beschwerden, können keinen Zusammenhang zwischen dem erfahrenen Trauma und der Symptomatik herstellen. Erschwerend kommt hinzu, dass insbesondere die Symptomatik des Wiedererlebens als unberechenbar und unkontrollierbar empfunden wird. Das mangelnde Verständnis der Symptomatik und die fehlende Kontrolle über sie gehen in der Regel mit großer Beunruhigung und folglich mit erhöhtem Leidensdruck einher.

In Erstgesprächen in der Ambulanz berichteten Flüchtlinge häufig, dass ihr Kopf „kaputt" sei oder dass sie Angst hätten, verrückt zu werden, da sie immer wieder die gleichen Erinnerungen hätten und diese nicht mehr loswerden könnten. Zu Beginn einer Traumatherapie ist daher eine ausführliche Psychoedukation notwendig.

In der zweiten Trainingseinheit werden die Teilnehmenden über typische Symptome von Traumafolgestörungen informiert. Typische Symptome werden in Video-Clips dargestellt, sodass die Informationsvermittlung ohne Sprache ermöglicht wird. Zugleich werden die deutschen Begriffe der Symptome eingeführt. Neben den typischen Symptomen einer PTBS (*Schlafstörungen, Alpträume, Flashbacks, Angst*), werden auch die bei Traumafolgestörungen verbreiteten Symptome *Traurigkeit, Selbstverletzungsdruck, Suizidgedanken* und *Schmerzen* gezeigt. Die Symptome werden durch die Videoclips zudem in Zusammenhang mit einem belastenden Lebensereignis gestellt.

Ziel dieser Trainingseinheit ist es, dass die Teilnehmenden ihre Beschwerden als typische Folgen auf ein traumatisierendes Lebensereignis einordnen können. Es soll ein besseres Krankheitsverständnis erreicht werden. Die Normalisierung der Symptome als Folgen auf ein traumatisches Ereignis soll zu einer Reduzierung von Ängsten führen, insbesondere der Angst vor einer ernsthaften körperlichen Erkrankung. Zugleich soll das Wissen über typische Symptome einer Traumafolgestörung zu einer emotionalen Entlastung führen. Diese Entlastung soll durch die Erfahrung in der Gruppe, dass Gleichaltrige unter den gleichen Beschwerden leiden, noch verstärkt werden. Das bessere Krankheitsverständnis soll schließlich auch die Zuversicht bezüglich einer Behandlung vergrößern und somit auch die Behandlungsmotivation steigern. Durch die Vermittlung der deutschen Begriffe und die Einführung einer Diary Card soll es den Teilnehmenden zudem ermöglicht werden, ihr aktuelles Befinden noch besser mitzuteilen. Gleichzeitig erhalten die TrainerInnen und Betreuungspersonen, beispielsweise MitarbeiterInnen einer Wohngruppe, mit der Diary Card ein Instrument, mit dem das Befinden der Teilnehmenden besser eingeschätzt und im Verlauf beobachtet werden kann.

4.3.3 Trainingseinheit 3

In der dritten Trainingseinheit wird der Zusammenhang zwischen Gedanken und Gefühlen vermittelt. Die Grundlage hierfür bildet die sogenannte *ABC-Theorie* nach Albert Ellis (1996). Hier steht *A* für Auslöser oder auslösende Situation (activating event), *B* für die gedankliche Bewertung (belief) des Auslösers und *C* für die emotionale Konsequenz (consequence). Die zentrale Annahme der Theorie ist, dass Gefühle (C) durch gedankliche Bewertungen (B) hervorgerufen werden, also nicht direkt von Situationen (A) ausgelöst werden.

Die ABC-Theorie wird stark vereinfacht skizziert. Es wird dargestellt, dass negative Gedanken zu negativen Gefühlen und positive Gedanken zu positiven Gefühlen führen. Ziel ist es, deutlich zu machen, dass der in der Regel unerwünschte Gefühlszustand auf entsprechende Gedankengänge zurückgeht. Es soll vermittelt werden, dass der Ansatzpunkt für eine Verbesserung der emotionalen Befindlichkeit bei den Gedanken liegt. Durch Malen eines positiven Gedankens sollen die Teilnehmenden diese Erkenntnis praktisch erfahren. Zudem wird eine mögliche Funktion der Skills in diesem Rahmen aufgezeigt. Es wird verdeutlicht, dass durch Skills negative Gedankenschleifen unterbrochen werden können, also als Gedanken-Stopp fungieren können.

4.3.4 Trainingseinheit 4

Die wesentlichen Annahmen der *Neuen Psychologie der Zeit* (Zimbardo & Boyd, 2009) werden in vereinfachter Form vermittelt: Die Existenz der drei Zeitzonen *Vergangenheit, Gegenwart, Zukunft* wird dargestellt. In jeder der drei Zeitzonen können sowohl positive als auch negative Ereignisse stattfinden. So ergibt sich ein vereinfachtes Modell mit sechs Zeitperspektiven: *Positive Vergangenheit, Negative Vergangenheit, Positive Gegenwart, Negative Gegenwart, Positive Zukunft, Negative Zukunft*. Menschen mit einer PTBS neigen zu einer gedanklichen Verhaftung in der Vergangenheit mit Fokussierung auf das Trauma bei gleichzeitig stark eingeschränkter Zukunftsorientiertheit (vgl. Zimbardo et al., 2013; Landolt & Hensel, 2012). Sie sind also gewissermaßen in der negativen Vergangenheit gefangen. Viele Flüchtlinge mit einer Traumafolgestörung befinden sich gedanklich auch in der negativen Zukunft. Diese Zeitzone wird meist bestimmt von der Befürchtung, aus dem Aufnahmeland abgeschoben zu werden. Die Annahmen der *Neuen Psychologie der Zeit* werden mit der zentralen Aussage der *ABC-Theorie* verbunden. Es wird verdeutlicht, dass Gedanken an negative Ereignisse in einer Zeitzone mit entsprechend unerwünschten Gefühlen einhergehen.

Ziel der vierten Trainingseinheit ist, die Vergangenheitsperspektive durch positive Aspekte dieser Zeitzone zu erweitern bzw. im Sinne der Zeitperspektiven-Therapie „auszubalancieren" (vgl. Zimbardo et. al., 2013). Hierzu werden die Teilnehmenden angeleitet, ein positives Ereignis ihrer Vergangenheit zu malen. Das Erarbeiten eines positiven Lebensereignisses, das Malen dieses Ereignisses und die Beschreibung in der Gruppe sollen im Sinne einer kognitiven Umstrukturierung wirken. Die Teilnehmenden sollen erkennen, dass in ihrem bisherigen Leben, nicht wie oft angenommen, alles schlecht war. Die Auseinandersetzung mit positiven Lebensereignissen kann wichtige Ressourcen aufzeigen und sich daher positiv auf das Selbstwertgefühl auswirken (vgl. Korittko, 2016). Weiterhin soll die Erfahrung, die gedankliche Zeitperspektive von negativer zu positiver Vergangenheit wechseln und dadurch das emotionale Befinden positiv beeinflussen zu können, zu einer erhöhten Selbstwirksamkeitserwartung in Bezug auf das problematische Verharren in negativen Gedankenschleifen führen.

Die Abbildung 1 zeigt ein Beispiel für ein Bild zu positiven Ereignissen in der Vergangenheit.

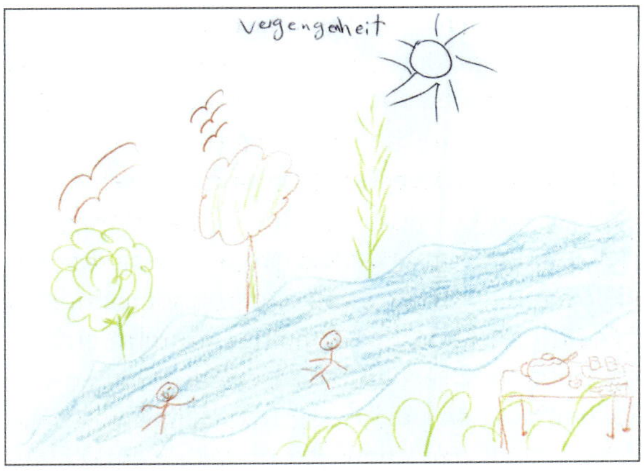

Abbildung 1: Bild eines minderjährigen Flüchtlings aus Somalia. Er berichtete, dass er in seinem Heimatland häufig mit Familie und Freunden in einem Fluss geschwommen sei. Sie hätten oft ein Picknick an diesem Fluss gemacht, was ihm immer sehr gut gefallen habe.

4.3.5 Trainingseinheit 5

In der fünften Trainingseinheit wird die Ausbalancierung der Zeitperspektiven fortgeführt. Positive Ereignisse in der Gegenwart und in der Zukunft werden erarbeitet und gemalt. Gemäß den Annahmen von Zimbardo und Kollegen (2013) geht eine unausgeglichene Zeitperspektive mit Fokussierung auf negative Aspekte der Vergangenheit mit „seelischer Not" einher. Eine ausbalancierte Zeitperspektive mit Blick auf positive Ereignisse in der Vergangenheit und Hoffnung auf zukünftige positive Ereignisse führt zu psychischer und emotionaler Entlastung. Ziel der fünften Sitzung ist daher eine bessere Ausbalancierung der Zeitperspektiven. Diese soll zu Entlastung, Stärkung des Selbstwertgefühls und Steigerung der Selbstwirksamkeitserwartung führen. Im Sinne der Integration des Traumas sollen die Teilnehmenden zudem den Anstoß erhalten, das traumatische Ereignis lediglich als einen kleinen Teil ihres Lebens, einen Teil ihrer Vergangenheit zu betrachten. Die Erarbeitung von positiven Aspekten der Zukunft soll zur Aufstellung von Zielen anregen und den Aufbau von Motivation, diese zu erreichen, fördern. Die Erarbeitung gegenwärtiger positiver Ereignisse soll sozialem Rückzug entgegenwirken und zum Aktivitätsaufbau anregen. Können positive gegenwärtige Ereignisse erkannt und vermehrt aufgesucht werden, steigt das Maß an positiven Erfahrungen. Gemäß dem Konzept des Aktivitätsaufbaus wäre in diesem Fall auch mit einer Reduktion des Übermaßes an negativen Gedankengängen zu rechnen (vgl. Hautzinger, 1998). Die Abbildungen 2 und 3 zeigen Beispiele für Bilder zu positiven Ereignissen in Gegenwart und Zukunft.

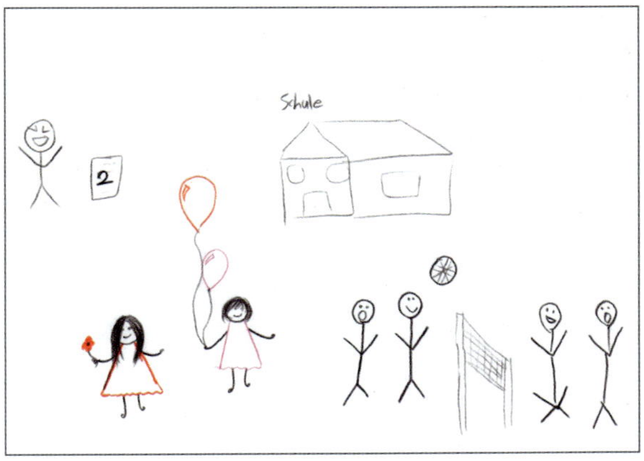

Abbildung 2: Beispiel für ein Bild zu positiven Ereignissen in der Gegenwart von einer Trainingsteilnehmerin aus Afghanistan. Sie freue sich, dass sie hier in Deutschland zur Schule gehen dürfe. Am Tag der Zeichnung habe sie in der Schule „eine Zwei" für eine Arbeit erhalten. Sie gehe gerne zum Volleyballtraining. Außerdem verbringe sie gerne viel Zeit mit ihrer Schwester, die in der gleichen Wohngruppe untergebracht sei.

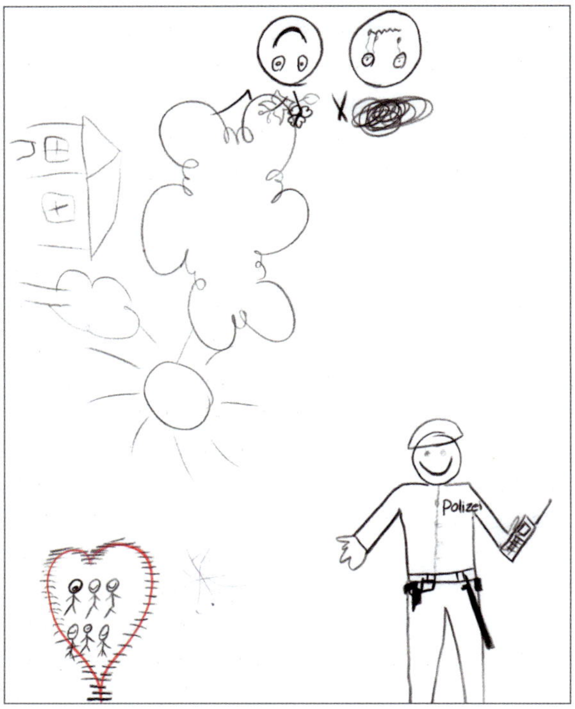

Abbildung 3: Beispiel für ein Bild zu positiven Ereignissen in der Zukunft einer Trainingsteilnehmerin aus Afghanistan. Die Teilnehmerin wolle in der Zukunft in einer eigenen Wohnung in Deutschland leben (linker Rand). Sie wünsche sich, in der Zukunft ihre Eltern und Geschwister wieder zu sehen (unten links). Aktuell habe sie viele schlechte Gedanken im Kopf; sie wünsche sich, dass sie in der Zukunft wieder „Frieden im Kopf" und positive Gedanken habe (oben Mitte). Sie wollen einen guten Schulabschluss machen und in der Zukunft als Polizistin in Deutschland arbeiten (unten rechts).

Durch die Erarbeitung von früheren und aktuellen Interessen und Stärken soll eine Ressourcenaktivierung erfolgen. Die Förderung von Ressourcen stellt einen wichtigen Bestandteil der Stabilisierung im Rahmen der Traumatherapie dar und wirkt sich positiv auf die Selbstwahrnehmung und das Gefühl von Selbstwirksamkeit aus und führt zu einem verbesserten Gegenwartsbezug (vgl. Karameros & Sack, 2013). Erarbeitete Stärken und Talente können zu einer Korrektur eines negativ verzerrten Selbstbildes beitragen.

4.3.6 Trainingseinheit 6

In der letzten Trainingseinheit werden alle zuvor vermittelten Skills wiederholt und gemeinsam in der Gruppe durchgeführt. Auch Teilnehmende, die nicht an allen Sitzungen teilnahmen, lernen so alle Skills des Stabilisierungstrainings kennen. Die Teilnehmenden erfahren, dass nicht jeder Skill bei jedem Menschen effektiv wirkt. Ziel der sechsten Trainingseinheit ist daher die Erstellung einer persönlichen Skills-Treppe. Jeder Teilnehmer soll für sich die drei Skills herausfinden, die für ihn am besten wirken. Das Vorgehen entspricht der Erstellung einer Skills-Kette gemäß der dialektisch-behavioralen Therapie (vgl. Merod, 2011). Eine Skills-Kette besteht aus drei oder vier hintereinandergeschalteten Skills und wird in Krisensituationen eingesetzt. Zur Bewältigung einer Krisensituation ist ein einzelner Skill häufig nicht ausreichend. Ein einzelner Skill reduziert den Krisenzustand mit stark belastenden Gedanken und überwältigenden unerwünschten Emotionen vielleicht nur geringfügig oder zu kurz. Die Betroffenen werden dann das Gefühl, ihre Situation nicht mehr ertragen zu können, nicht los oder geraten unmittelbar nach dem Skill erneut in den Krisenzustand. Sie gewinnen also durch einen Skill keinen ausreichenden kognitiven und emotionalen Abstand. Solche Krisensituationen gehen häufig mit Selbstverletzungsdruck und lebensmüden Gedanken einher. Die Durchführung der drei effektivsten Skills hintereinander soll die unerwünschten Gefühle und die Anspannung soweit reduzieren und die negativen Gedankengänge so lange unterbrechen, dass der Zustand wieder als ertragbar wahrgenommen wird und Handlungsalternativen, beispielsweise das Aufsuchen einer Betreuungsperson, möglich werden. Die Betroffenen sollen auf diese Weise die Erfahrung machen, dass sie selbst solche Krisensituationen bewältigen können.

Weiterhin erfolgt in der sechsten Sitzung der Vergleich von Stimmung und Symptombelastung zu Beginn und Ende des Trainings. Durch Betrachtung der entsprechenden Diary Cards sollen den Teilnehmenden positive Entwicklungen und die Wirksamkeit der eingesetzten Skills deutlich gemacht werden. Das Aufzeigen solcher Fortschritte soll die Erfahrung von Selbsteffizienz und Selbstkontrolle der Teilnehmenden fördern und so zu einer Steigerung des Selbstwertgefühls führen.

5. DURCHFÜHRUNG DES TRAININGS

5.1 Indikation und Setting

Das Stabilisierungstraining wurde für jugendliche Flüchtlinge mit Traumafolgestörungen konzipiert. Das Training richtet sich insbesondere an Flüchtlinge im Alter zwischen 14 und 21 Jahren, die unter Symptomen des Wiedererlebens, Ängsten, Grübeln, Anhedonie, andauernder Niedergeschlagenheit, Schlafstörungen, vegetativer Übererregtheit, psychosomatischen Beschwerden, lebensmüden Gedanken, Schwierigkeiten in der Emotionsregulation oder Selbstverletzungsdruck leiden. Das Training wurde zwar für Jugendliche entwickelt, kann aber auch mit Erwachsenen durchgeführt werden.

Das Training wurde so konzipiert, dass es mit sehr reduziertem Spracheinsatz und daher auch ohne Unterstützung durch ÜbersetzerInnen durchgeführt werden kann. Es handelt sich jedoch nicht um ein völlig nonverbales Training, sodass ein gewisser deutscher Grundwortschatz vorausgesetzt werden muss. In der Praxis hat sich gezeigt, dass jugendliche Flüchtlinge nach drei bis sechs Monaten Schulbesuch in Deutschland oder dreimonatigem Sprachkurs die Trainingsinhalte gut verstehen können. Weitere Teilnahmevoraussetzungen sind eine mindestens durchschnittlich wirkende Intelligenz und eine ausreichende Motivation für eine kontinuierliche Teilnahme sowie die Bereitschaft, die Hausaufgaben zwischen den Trainingseinheiten zu erledigen. Die Motivationsklärung sollte im Vorgespräch erfolgen. Für das Vorgespräch kann der Informationsbrief über das Training genutzt werden. Dieser Brief ist in unterschiedlichen Sprachen verfügbar. Er kann als Arbeitsblatt von der Homepage des Autors heruntergeladen werden (siehe Kap. 5.3).

Das Training wird in einer Gruppengröße von 6 bis 8 Teilnehmenden durchgeführt. Setzt sich eine Gruppe aus Teilnehmenden unterschiedlicher Nationen und unterschiedlicher kultureller und religiöser Identitäten zusammen, sollte diese Heterogenität der Gruppe unbedingt in Vorgesprächen mit den einzelnen Teilnehmenden thematisiert werden. Sollten in diesem Rahmen Ängste oder Vorbehalte gegenüber einer anderen ethnischen Gruppe deutlich werden, wird von einer Trainingsteilnahme im Gruppensetting abgeraten, da ansonsten mit Konflikten unter den Teilnehmenden und emotionalen Belastungen gerechnet werden muss. Weiterhin wird von gemischtgeschlechtlichen Trainingsgruppen grundsätzlich abgeraten.

Die Trainingsinhalte können auch problemlos im Einzelsetting vermittelt werden. Dies bietet sich insbesondere bei Personen an, deren Konzentrationsfähigkeit so beeinträchtigt wirkt, dass sie den Inhalten im Gruppensetting über die Zeitdauer von 90 Minuten wahrscheinlich nicht folgen könnten. Im Einzeltraining können die Inhalte dann auf mehrere Einheiten von kürzerer Zeitdauer verteilt werden. Weiterhin können Personen, die starke Vorbehalte gegenüber dem Gruppensetting oder anderen ethnischen Gruppen zeigen, von einer Durchführung im Einzelsetting oder in einer homogenen Kleingruppe mit 2 bis 3 Teilnehmenden profitieren. Im Einzeltraining sind nicht alle in diesem Manual beschriebenen Achtsamkeitsübungen durchführbar. Als Alternative kann dann in diesen Fällen die Vermittlung eines Skills erfolgen.

5.2 Aufbau des Trainings und der Trainingseinheiten

Das Training besteht aus sechs Trainingseinheiten von jeweils 90 Minuten Dauer. Die Einheiten finden im Abstand von einer Woche statt, damit die Teilnehmenden zwischen den Sitzungen ausreichend Zeit haben, die vermittelten Inhalte im Alltag zu trainieren. Die Sitzungen bauen inhaltlich aufeinander auf. Das Verpassen einer Sitzung erschwert daher die weitere Trainingsteilnahme.

Die Trainingseinheiten sind nach einem einheitlichen Ablaufschema strukturiert:

- Begrüßung der Teilnehmenden und Stimmungsbild
- Aktivierende Achtsamkeitsübung
- Besprechung der Hausaufgaben
- Erstellung der Skill-Skala
- Spezifische Sitzungsinhalte
- Skillsvermittlung
- Vervollständigung Diary Card
- Hausaufgabenbesprechung
- Verabschiedung

5.3 Durchführung des Trainings

TrainerIn

Das Gruppentraining wird von einem Trainer und einem Co-Trainer geleitet. Die beiden Trainer sitzen stets nebeneinander. Der Trainer ist für die Vermittlung der Trainingsinhalte und für die Strukturierung der Abläufe verantwortlich. Nachdem der Trainer eine Übung oder Aufgabe vorgestellt hat, fungiert der Co-Trainer als zweites Modell. Er führt also die Übungen oder Aufgaben in der Rolle eines Trainingsteilnehmers aus, um auf diese Weise das Vorgehen oder die Aufgabenstellung noch einmal zu verdeutlichen.

Bei Trainingsgruppen mit vielen Teilnehmenden kann die Gesamtgruppe bei der Besprechung der Hausaufgaben und bei der Erstellung der Skill-Skala in zwei kleinere Gruppen unterteilt werden. TrainerIn und Co-TrainerIn leiten dann jeweils eine Teilgruppe. Dieses Vorgehen bringt eine Zeitersparnis und beugt Langeweile der Teilnehmenden bei einer vergleichsweise langen Besprechung der Hausaufgaben in der Gesamtgruppe vor.

Trainingsraum

Der Trainingsraum sollte mit Stühlen, Tischen, Flipchart bzw. Whiteboard ausgestattet sein und für die Power-Point-Präsentationen über eine freie Wand bzw. eine Leinwand verfügen. Da manche Trainingsinhalte am Tisch durchgeführt werden, andere Trainingsinhalte hingegen einen Stuhlkreis ohne Tische erfordern, sollte der Raum ausreichend Platz bieten, um Tische an die Seite stellen zu können, wenn diese nicht benötigt werden. Sollten keine Tische verfügbar sein, können alternativ Klemmbretter an die Teilnehmenden verteilt werden.

Materialien

Da sich die spracharme Trainingsdurchführung auf eine Power-Point-Präsentation stützt, werden für das Training ein Laptop mit Microsoft Office, ein Beamer und Lautsprecher benötigt. Sollte diese technische Ausstattung nicht zur Verfügung stehen, können alternativ die Folien der Power-Point-Präsentationen ausgedruckt und als Arbeitsblätter an die Teilnehmenden verteilt werden. Dieses Vorgehen bietet sich auch bei der Durchführung im Einzelsetting an. Im Einzeltraining können die Video-Clips zur Psychoedukation auf einem Laptop gezeigt werden, sodass kein Beamer benötigt wird.

Allgemein werden folgende Materialien benötigt:

- Schnellhefter als Trainingsmappe für jeden Teilnehmer
- Kugelschreiber in Anzahl der Teilnehmenden
- Flipchart oder Whiteboard mit Markerstiften
- kleiner Ball
- Papier und Buntstifte für die Teilnehmenden
- Schere
- Klebstifte
- Süßigkeiten zur Belohnung (optional)

Für einzelne Trainingssitzungen werden zusätzlich folgende Materialien benötigt:

- Kleine Steine oder Murmeln
- Auswahl scharfer Gewürze (z. B. Tabasco, Wasabi-Paste, getrocknete Chili-Schoten, Wasabi-Nüsse, Sambal-Oelek)
- Tee- oder Eislöffel für jeden Teilnehmer
- Mineralwasser und Trinkbecher
- Lebensmittel zur „Ent-Schärfung" wie Joghurt,Honig, Buttermilch, Lassi (optional),
- Rohe Eier (für jeden Teilnehmer)
- 5 Nahrungsmittel zum Schmecken (z. B. Schokoriegel, Banane, Rohkost, Bonbon, salziger Keks)
- 5 Dinge zum Riechen (z. B. Klebstift, Bittermandel, Honig, Zimtstange, Teebeutel)

Weiterhin werden Kopien der Arbeitsblätter für die einzelnen Sitzungen in Anzahl der Teilnehmenden benötigt. Von der jeweiligen Diary Card erhält jeder Teilnehmer 7 Kopien pro Trainingseinheit, um diese bis zum nächsten Termin täglich bearbeiten zu können.

Die relevanten Arbeitsblätter und Diary Cards sind auch als Vordrucke in den Kapiteln zu den einzelnen Trainingseinheiten enthalten.

Online-Materialien

Die PowerPoint-Präsentationen inklusive Videoclips sowie alle Arbeitsblätter können über die Homepage des Autors heruntergeladen werden: www.marco-walg.de

Unter Stabilisierungs-Training/ Materialien gelangt man zum Downloadbereich. Der Bereich ist durch ein Passwort geschützt. Der Zugriff ist mit dem **Passwort ce7207** möglich.

Die Homepage bietet zudem ein Forum zum Erfahrungsaustausch mit dem Training.

INFORMATIONSBRIEF ZUM STABILISIERUNGSTRAINING

Liebe(r)___________________________ ,

dieser Brief informiert dich über das Gruppentraining für MigrantInnen. Es ist speziell für Menschen, die unter den Folgen eines Traumas leiden. Das Training soll dazu beitragen, dass du dich besser fühlst. Dazu brauchst du nichts über schlimme Ereignisse in deinem Leben erzählen.

Was ist ein Trauma?

Ein Trauma ist eine Verletzung der Psyche. Sie kann durch das Erleben schrecklicher oder katastrophaler Ereignisse entstehen. Solche Verletzungen kann man meistens nicht von außen sehen. Menschen, die etwas Schreckliches erlebt haben, können aber anschließend „innere Verletzungen" deutlich spüren. Sie müssen beispielsweise sehr oft an die schrecklichen Ereignisse denken, obwohl sie gar nicht daran denken wollen. Manche Betroffene haben sogar den Eindruck, dass sie an gar nichts anderes mehr denken können. Oft haben sie auch schlechte Träume von den schlimmen Ereignissen. Viele von ihnen leiden auch unter Schlafstörungen, Kopfschmerzen oder Bauchschmerzen. Die meisten Menschen fühlen sich nach einem schrecklichen Erlebnis irgendwie anders. Sie fühlen sich beispielsweise plötzlich sehr traurig, ängstlich oder werden sehr schnell wütend. Bei jedem Menschen kann sich eine Verletzung der Psyche anders ausdrücken.

Was passiert in dem Training?

In dem Gruppentraining werden dir Übungen gezeigt, die dir helfen können, wenn du dich schlecht fühlst oder viele schlechte Gedanken/ Erinnerungen hast. Solche Übungen nennen wir „Skills". Ziel ist es, dass du am Ende des Trainings „Skills" beherrschst, die wirklich hilfreich für dich sind, und du weniger stark unter den Verletzungen leidest. Du wirst außerdem lernen, welche Beschwerden nach einem schrecklichen Erlebnis eintreten können. Viele Menschen mit einer verletzten Psyche sehen die Welt oder ihr Leben sehr negativ. Deshalb werden in dem Training auch Strategien vermittelt, die helfen, deutlicher das Positive im Leben zu sehen.

Wie lange dauert das Training?

Das Training hat insgesamt 6 Termine. Jeder Termin dauert 90 Minuten. Das Training ist speziell für MigrantInnen entwickelt worden, die noch nicht so gut die deutsche Sprache sprechen. Deshalb werden in dem Training viele Filme und Bilder gezeigt, damit jeder gut verstehen kann. In dem Training muss niemand etwas über seine Lebensgeschichte erzählen. Das Training ist vielmehr wie Schulunterricht: Es werden hilfreiche Skills und Strategien vermittelt.

Was muss noch beachtet werden?

Das Training hat nur 6 Termine, ist also sehr kurz. Du kannst daher nicht erwarten, dass nach dem Training alle deine Beschwerden weg sind. Das wird leider nicht funktionieren. Das Training kann dir aber erste Schritte auf dem Weg zur Besserung zeigen. Weil das Training so kurz ist, ist es sehr wichtig, dass du immer pünktlich bist.

Mit den Skills, die dir gezeigt werden, ist es wie mit einem Musikinstrument: Es wird am Anfang nicht perfekt gelingen. Du musst regelmäßig zwischen den Terminen üben. Deshalb heißt es auch Training.

Alles Gute und viel Erfolg beim Training

TRAININGSEINHEIT 1

6. TRAININGSEINHEIT 1: KENNENLERNEN UND GEFÜHLE

Ziele der Trainingseinheit:

Die Teilnehmenden sollen sich zunächst vorstellen und kennenlernen. Hierzu werden eine Vorstellungsrunde sowie eine aktivierende Achtsamkeitsübung durchgeführt. Anhand von Zeichnungen und Fotos sollen den Teilnehmenden die wichtigsten Gefühle mit den entsprechenden deutschen Begriffen vermittelt werden. Die Teilnehmenden sollen zu einer differenzierten Wahrnehmung ihrer Gefühle angeregt werden. Die Diary Card wird eingeführt. Das Ausfüllen der Diary Card wird dargestellt. Es werden die Skills „Hocke“ und „Atem zählen“ vorgestellt und in der Gruppe eingeübt. Die Teilnehmenden sollen erkennen, dass sie ihre Stimmung durch Skills beeinflussen können.

Benötigte Materialien:

- Präsentation zu Trainingseinheit 1
- Schnellhefter
- Arbeitsblatt 1/1 (Gefühle)
- Diary Card 1 (Arbeitsblatt 1/2)
- Arbeitsblatt 1/3 (Skill-Symbole 1)
- Kleiner Ball

6.1 Begrüßung und Vorstellungsrunde

TrainerIn und Co-TrainerIn begrüßen alle Teilnehmenden zum Training.

TrainerInnen und Teilnehmende sitzen im Kreis. Hierbei sollten TrainerIn und Co-TrainerIn nebeneinander sitzen. Alle stellen sich mit ihrem Namen vor. Optional können die Teilnehmenden berichten, wie alt sie sind, in welchem Land sie geboren wurden und wie lange sie bereits in Deutschland leben. Die TrainerInnen beginnen, dann folgen die Teilnehmenden reihum.

6.2 Aktivierende Achtsamkeitsübung

Die folgende Achtsamkeitsübung hat auch das Ziel, dass sich alle die Namen der Teilnehmenden besser merken und so bekannter werden. Die Übung funktioniert nach dem Prinzip „Ich packe meinen Koffer ...“.

TrainerInnen und Teilnehmende stellen sich in einem Kreis auf. Die Stühle müssen evtl. zur Seite gerückt werden, um ausreichend Platz zu haben. Der Trainer leitet die Übungen mit wenigen Worten ein, indem er beispielsweise sagt: „Wir machen eine kleine Übung zum Thema Hobbys. Jeder soll sagen und zeigen, was er gerne macht“. Jeder stellt sich anschließend noch einmal mit seinem Namen vor, nennt ein Hobby oder eine positive Aktivität und macht hierzu eine typische Bewegung. Alle Teilnehmenden machen die Bewegung mit. Die Vorstellung erfolgt reihum. Jeder Teilnehmer muss dabei die Namen und Aktivitäten sowie die dazugehörigen Bewegungen der vorausgegangenen Teilnehmenden wiederholen. Es muss darauf geachtet werden, dass die Bewegungen stets von allen Teilnehmenden mit ausgeführt werden. So können andere Teilnehmende Gedächtnisstützen geben und sich gegenseitig helfen.

Der Trainer beginnt mit Nennung seines Namens, nennt ein Hobby beispielsweise „Joggen“ und macht hierzu eine typische Lauf-Bewegung. TrainerIn und Co-TrainerIn animieren alle Teilnehmenden dazu, die

Bewegung ebenfalls auszuführen. Der Co-Trainer wiederholt zunächst den Namen und das Hobby des Trainers, alle machen die Lauf-Bewegung. Dann nennt der Co-Trainer seinen eigenen Namen, wählt beispielsweise die Aktivität „Tennis“ und macht hierzu eine Bewegung, als würde er einen Ball in die Luft werfen und mit einem Schläger in der Hand schlagen. Erneut achten die TrainerInnen darauf, dass alle Teilnehmenden die Bewegungen mitmachen. Der Teilnehmer, der als nächster an der Reihe ist, wiederholt zunächst die Namen und Aktivitäten der beiden TrainerInnen mit den dazugehörigen Bewegungen, bevor er seinen eigenen Namen und eine positive Aktivität nennt und eine typische Bewegung hierzu ausführt. Reihum folgen alle Teilnehmenden.

Bei kleinen Gruppengrößen (unter 6 Teilnehmenden) und bei geringer Schwierigkeit für die Teilnehmenden sollte ein zweiter Durchgang erfolgen: Nach Vorstellung des letzten Teilnehmers ist der Trainer wieder an der Reihe. Er wiederholt zunächst alle Namen und Aktivitäten und wählt für sich dann eine zweite Aktivität mit entsprechender Bewegung. Es folgt der Co-Trainer, welcher zunächst alle vorangegangen Namen und Aktivitäten wiederholt, bevor er ein zweites Hobby für sich auswählt usw.

6.3 Gefühle identifizieren

Die Teilnehmenden nehmen auf den Stühlen Platz, sodass sie gut die Präsentation sehen können.

Die Präsentation wird bei Folie 1/1 gestartet. Es wird kurz erläutert, dass es um Gefühle geht. Das Vorgehen wird exemplarisch am Gefühl „Fröhlich“ beschrieben: Das Gefühlsymbol auf der Folie wird gezeigt. Die TrainerInnen stellen die Frage: „Was ist das? Welches Gefühl ist das?“. Richtige Antworten der Teilnehmenden werden sofort lobend verstärkt. Auch entsprechende Begriffe in anderen Sprachen, beispielsweise in Englisch oder Französisch, werden als richtige Antworten gewertet. Bei Nennung eines fremdsprachigen Begriffs fragen die TrainerInnen weiter, beispielsweise: „Richtig! Happy! Wie heißt das auf Deutsch?“. Bei Nennung des korrekten deutschen Begriffs oder bei Ratlosigkeit der Teilnehmenden wird das Foto auf der Folie gezeigt. Falls die Teilnehmenden den deutschen Begriff noch nicht genannt haben, wird erneut gefragt, welches Gefühl das ist. Bei Nennung des richtigen Begriffs werden die Namen der Gefühle auf der Folie gezeigt. Die TrainerInnen können an dieser Stelle die Teilnehmenden fragen, welches Wort es in deren Muttersprache für das Gefühl gibt. Optional können diese Begriffe von den TrainerInnen oder den Teilnehmenden selbst auf der Folie ergänzt werden.

TRAININGSEINHEIT 1: FOLIEN 1 bis 3

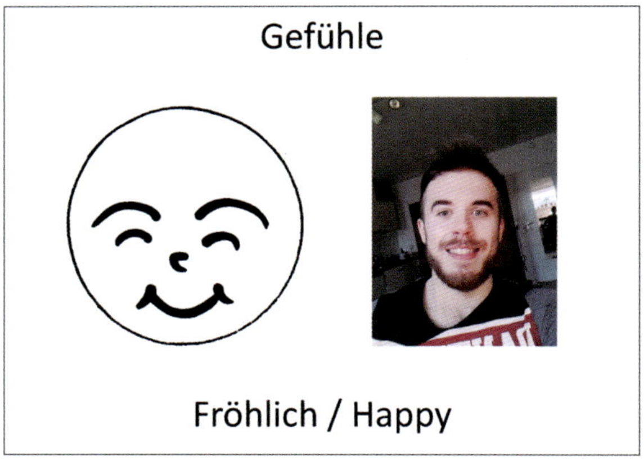

Folie 1/1: Gefühl „Fröhlich“

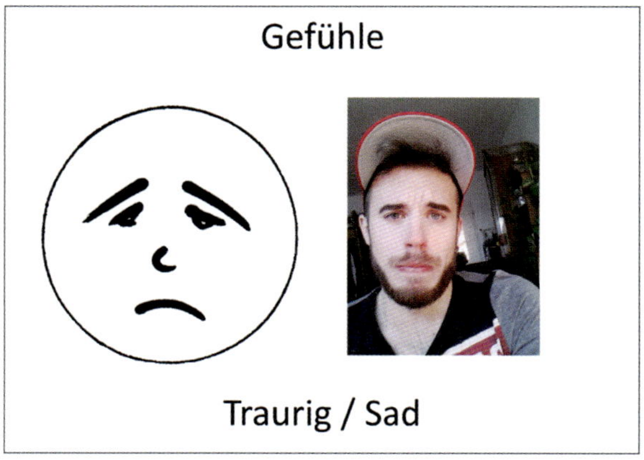

Folie 1/2: Gefühl „Traurig“

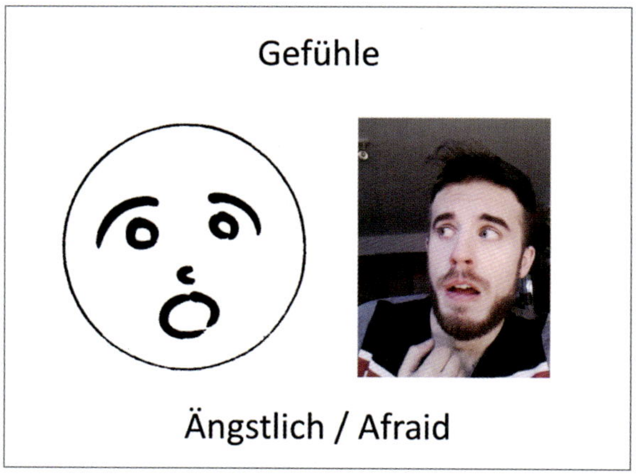

Folie 1/3: Gefühl „Ängstlich“

Abbildung 4: Folien 1 bis 3 aus Trainingseinheit 1.

TRAININGSEINHEIT 1: FOLIEN 4 bis 6

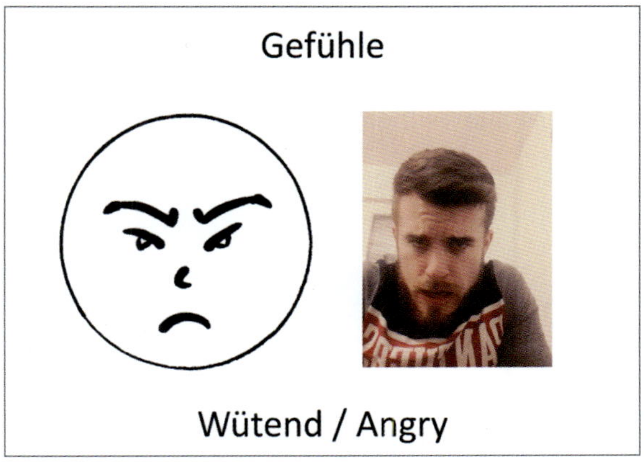

Folie 1/4: Gefühl „Wütend“

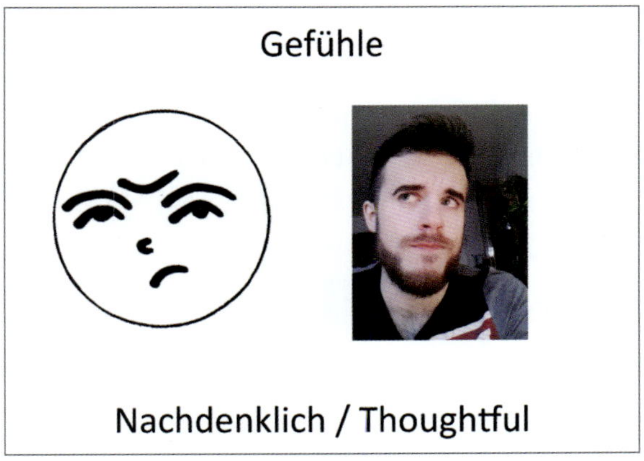

Folie 1/5: Gefühl „Nachdenklich“

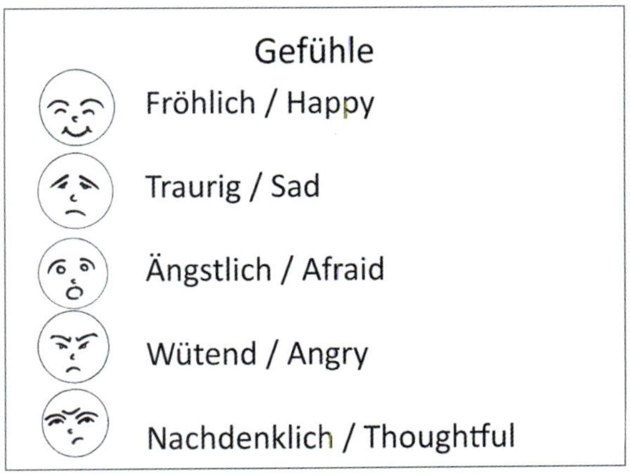

Folie 1/6: Arbeitsblatt 1/1: Gefühle im Überblick

Abbildung 5: Folien 4 bis 6 aus Trainingseinheit 1.

Das gleiche Vorgehen erfolgt für die übrigen Gefühle. Anschließend wird das Arbeitsblatt 1/1 (Gefühle) an die Teilnehmenden verteilt. Die Teilnehmenden können an dieser Stelle angeregt werden, auf dem Arbeitsblatt die Begriffe in ihrer Muttersprache als Merkhilfe zu notieren. Danach soll jeder Teilnehmer angeben, wie er sich aktuell fühlt. Hierzu werfen sich die Teilnehmenden einen kleinen Ball zu. Wer den Ball fängt, zeigt auf dem Arbeitsblatt, wie er sich fühlt und nennt den deutschen Begriff dazu. Der Trainer beginnt, zeigt zunächst den Ball und deutet dann auf dem Arbeitsblatt auf ein Gefühlsymbol und benennt das Gefühl. Er wirft den Ball dem Co-Trainer zu, welcher das Vorgehen erneut demonstriert und den Ball dann einem Teilnehmer zuwirft. Die Trainer achten darauf, dass alle Teilnehmenden an die Reihe kommen.

6.4 Die eigene Stimmung und Einführung der Diary Card

Die Folie 1/7 mit der Stimmungs-Skala der Diary Card wird gezeigt. Die **Diary Card 1 (Arbeitsblatt 1/2)** wird ausgeteilt. Jeder Teilnehmer soll auf der Stimmungs-Skala der Präsentation zeigen, wie seine Stimmung aktuell ist. Der Trainer beginnt, geht zur Wand, auf welche die Symbole projiziert werden, und zeigt auf das Symbol, welches seine Stimmung am besten ausdrückt. Er trägt das aktuelle Datum bei dem Wochentag auf der Diary Card ein und kreuzt das entsprechende Symbol in der linken Spalte an, bevor er sich wieder setzt. Anschließend demonstriert der Co-Trainer erneut das Vorgehen und zeigt, welches Gefühlssymbol zu seiner Stimmung passt. Es folgen die Teilnehmenden. Jeder Teilnehmer soll zunächst das Symbol zeigen, dann das entsprechende Symbol auf seiner Diary Card markieren und das aktuelle Datum notieren. Die Teilnehmenden können reihum ihre Stimmung zeigen oder sich erneut den kleinen Ball zuwerfen und so eine Reihenfolge festlegen.

TRAININGSEINHEIT 1: FOLIE 7

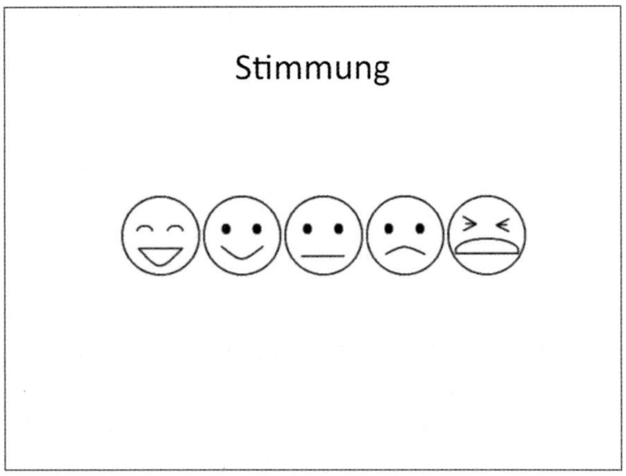

Folie 1/7: Stimmungs-Skala der Diary Card 1

Abbildung 6: Folie 7 aus Trainingseinheit 1

Die Trainer sollten darauf achten, dass die gezeigten Stimmungssymbole zu den zuvor genannten Gefühlen passen. Wenn sich ein Teilnehmer beispielsweise zuvor als traurig beschrieben hat und nun das lachende Stimmungssymbol zeigt, deutet dies auf mangelndes Verständnis hin. Die TrainerInnen sollten den Teilnehmer darauf hinweisen, indem sie Bezug zu Arbeitsblatt 1/1 nehmen. Der Teilnehmer sollte erneut gefragt werden, wie er sich fühlt und dies auf dem Arbeitsblatt zeigen. Anschließend sollte erneut nach der Stimmung gefragt werden.

6.5 Skill 1: Atem zählen

TRAININGSEINHEIT 1: FOLIE 8

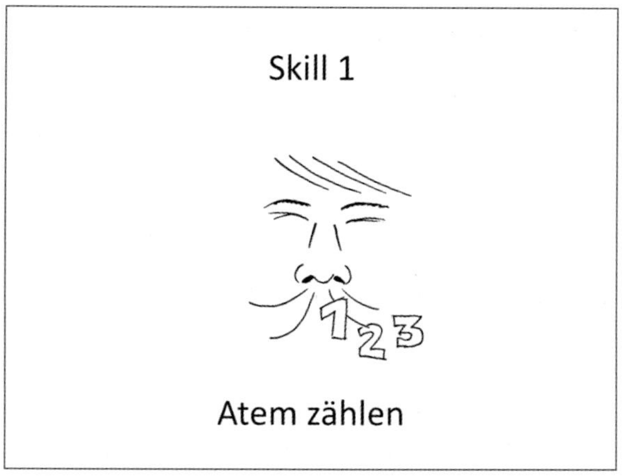

Folie 1/8: Skill 1„Atem zählen"

Abbildung 7: Folie 8 aus Trainingseinheit 1.

Der Skill „Atem zählen" wird den Teilnehmenden vorgestellt. Die entsprechende Folie der Präsentation wird gezeigt. Der Trainer leitet den Skill mit wenigen Worten ein. Er sagt beispielsweise: „Wir machen jetzt eine Übung, einen Skill. Der Skill heißt Atem zählen". Der Trainer stellt die Übung vor, indem er demonstrativ ein- und ausatmet. Er sollte das Ein- und Ausatmen gestisch verdeutlichen, indem er die sich hebende und senkende Bauchdecke oder das Ein- und Ausströmen des Atems mit einer Hand verdeutlicht. Er zählt mit den Fingern demonstrativ die Atemzüge. Das Ein- und Ausatmen zählen als ein Atemzug.

Die Teilnehmenden werden aufgefordert, alle 10 eigene Atemzüge zu zählen. Der Trainer kann dies mit wenigen Worten einleiten. Er sagt beispielsweise: „Und jetzt alle, bis 10", wobei er die Zahl mit seinen Fingern zeigt.

Anschließend soll der Skill in einem zweiten Durchgang eingeübt werden. Jetzt sollen die Teilnehmenden ihre Atemzüge ca. 1 Minute lang zählen. Der Trainer leitet dies ein und sagt beispielsweise: „Und jetzt alle, bis ich STOPP sage". Die TrainerInnen beteiligen sich an der Übung. Der Trainer gibt das Stopp-Signal nach ca. einer Minute. Die Teilnehmenden werden reihum gefragt, wie viele Atemzüge sie gezählt haben, wobei die TrainerInnen besonders die Teilnehmenden mit relativ wenigen Atemzügen lobend verstärken sollten.

Die Präsentation wird mit der Folie „Diary Card" (Folie 1/9) fortgesetzt. Der Trainer stellt mit wenigen Worten dar, dass dies die Stimmung vorher war und er dann den Skill „Atem zählen" durchgeführt hat (zeigt entsprechende Folie). Die folgende Folie zeigt, dass sich die Stimmung durch den Skill verändert hat. Er demonstriert das Vorgehen am eigenen Beispiel mit der eigenen Diary Card. Hierbei kann der Trainer entweder ein Symbol für den Skill „Atem zählen" in die Diary Card malen oder er benutzt ein Skill-Symbol von Arbeitsblatt 1/3 und klebt dieses ein. Der Co-Trainer demonstriert erneut das Vorgehen. Anschließend bearbeiten die Teilnehmenden ihre Diary Card. Wenn die Skill-Symbole von Arbeitsblatt 1/3 verwendet werden sollen, müssen diese ausgeteilt werden. Anschließend zeigen die Teilnehmenden reihum ihre aktuelle Stimmung nach dem Skill. Die TrainerInnen sollten besonders positive Stimmungsveränderungen lobend verstärken.

TRAININGSEINHEIT 1: FOLIEN 9 bis 11

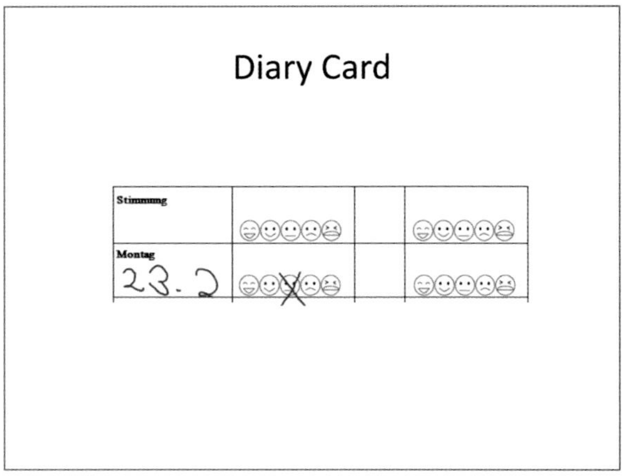

Folie 1/9: Einführung Diary Card 1

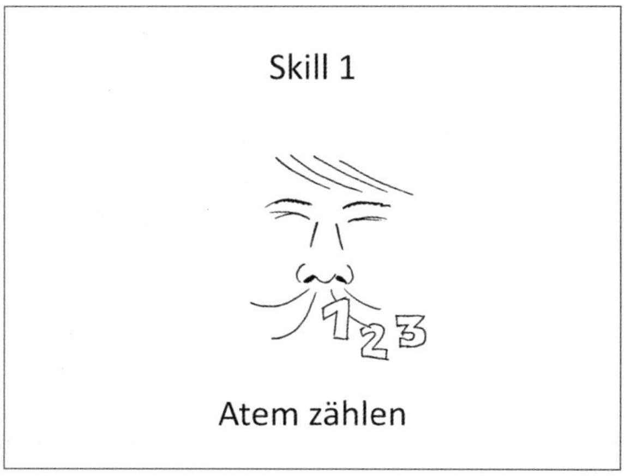

Folie 1/10: Atem zählen“ als Beispiel für die Durchführung eines Skills

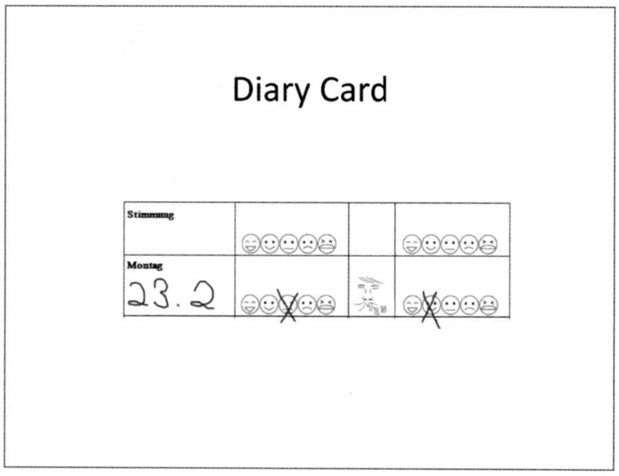

Folie 1/11: Eintragung eines Skills in die Diary Card und Vorher-Nachher-Vergleich der Stimmung

Abbildung 8: Folien 9 bis 11 aus Trainingseinheit 1.

6.6 Skill 2: Hocke

TRAININGSEINHEIT 1: FOLIE 12

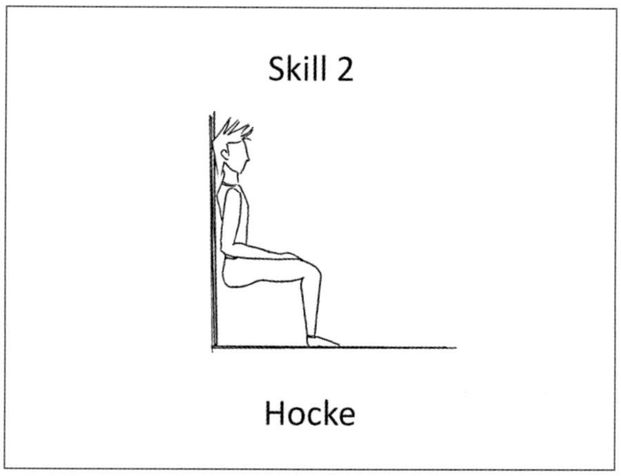

Folie 1/12: Skill 2 „Hocke“

Abbildung 9: Folie 12 aus Trainingseinheit 1.

Der Skill „Hocke“ wird den Teilnehmenden vorgestellt. Die entsprechende Folie der Präsentation wird gezeigt. Der Trainer leitet den Skill mit wenigen Worten ein. Er sagt beispielsweise: „Wir machen jetzt eine Übung, ein Skill. Der Skill heißt Hocke“. Der Trainer demonstriert die Übung an einer Wand. Dabei macht er deutlich, dass der gerade Rücken sowie der rechte Winkel zwischen Ober- und Unterschenkel wichtig sind.

Es folgt ein Wettbewerb unter den Teilnehmenden. Sieger des Wettbewerbs ist, wer die Hocke am längsten halten kann. Die TrainerInnen beteiligen sich an dem Wettbewerb und animieren die Teilnehmenden, sich einen Platz an einer Wand zu suchen. Sie können einen kleinen Preis, beispielsweise eine Süßigkeit, für den Gewinner in Aussicht stellen oder einfach mitteilen, dass ein Gewinner gesucht wird, oder fragen, wer den Skill am längsten schafft. Der Trainer zählt bis drei, dann beginnt der Wettbewerb. Der Gewinner wird mit Applaus und ggf. mit einem kleinen Preis geehrt.

Das Ausfüllen der Diary Card wird erneut mit den Folien der Präsentation demonstriert. Erneut sollten die TrainerInnen positive Stimmungsveränderungen lobend verstärken. Um auf die Funktion des Skills hinzuweisen, sollten die TrainerInnen die betreffenden Teilnehmer fragen, warum sie sich nach dem Skill nun besser fühlen. Die TrainerInnen können die Teilnehmer fragen, was sie während des Skills gedacht haben, was in ihrem Kopf war. So kann deutlich gemacht werden, dass durch den Skill die Aufmerksamkeit auf den Körper gelenkt wird, wodurch belastende Gedankengänge und somit unerwünschte Gefühle reduziert werden können.

TRAININGSEINHEIT 1: FOLIEN 13 bis 15

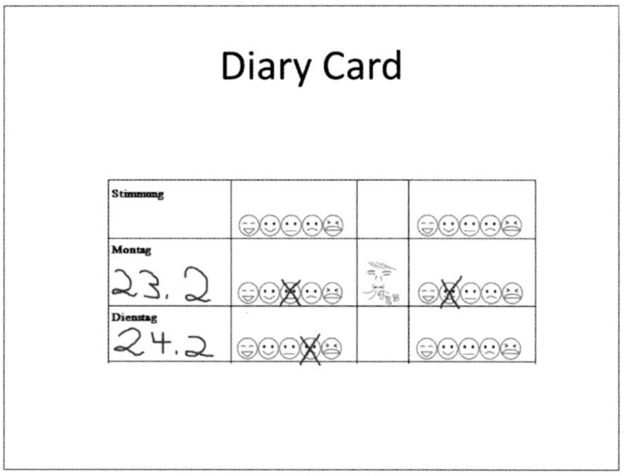

Folie 1/13: Fortsetzung der Anleitung zur Bearbeitung der Diary Card

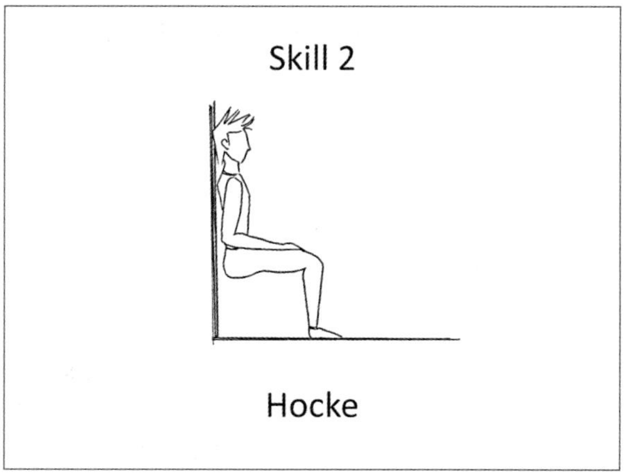

Folie 1/14: „Hocke“ als Beispiel für die Durchführung eines Skills

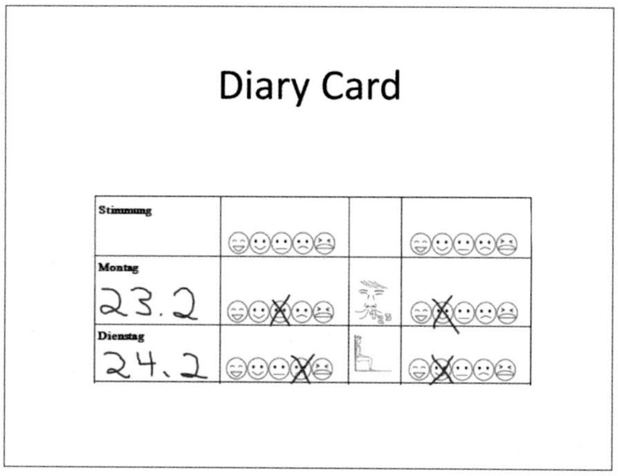

Folie 1/15: Eintragung eines Skills in die Diary Card und Vorher-Nachher-Vergleich der Stimmung

Abbildung 10: Folien 13 bis 15 aus Trainingseinheit 1.

Anhand einer weiteren Folie wird deutlich gemacht, dass entweder ein Skill-Symbol von Arbeitsblatt 1/3 verwendet oder eine symbolhafte Zeichnung in die Diary Card eingetragen werden kann.

TRAININGSEINHEIT 1: FOLIE 16

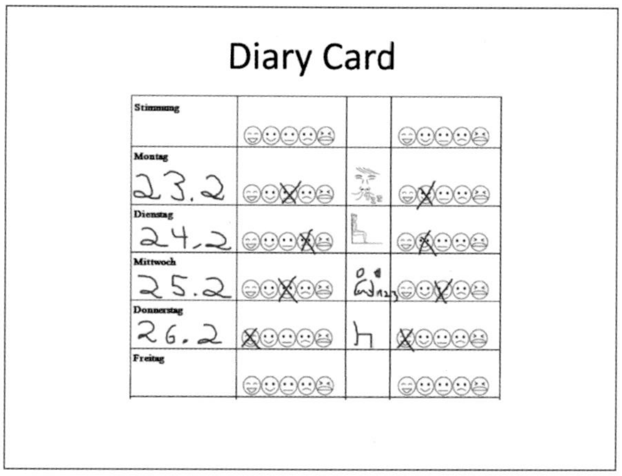

Folie 1/16: Fortführung der Anleitung zur Bearbeitung der Diary Card: Statt dem Einkleben von Skill-Symbolen können symbolhafte Zeichnungen eingetragen werden

Abbildung 11: Folie 16 aus Trainingseinheit 1.

6.7 Hausaufgabe

Die Teilnehmenden sollen täglich einen Skill üben und ihre Stimmungen in der Diary Card protokollieren. Falls noch nicht geschehen, wird Arbeitsblatt 1/3 (Skill-Symbole 1) an die Teilnehmenden verteilt. Die TrainerInnen teilen mit, dass jeden Tag der Skill „Atem zählen“ oder „Hocke“ geübt werden soll. Zur Verdeutlichung leiten die TrainerInnen die Teilnehmenden an, die Daten der nächsten Tage in die Diary Card einzutragen. Anhand der Folie 1/16 der Präsentation weisen die TrainerInnen darauf hin, dass durch die Anwendung eines Skills die Stimmung verbessert werden kann. Die Teilnehmer werden aufgefordert, die Skills daher gerade bei schlechter Stimmung anzuwenden und zu beobachten, ob sie durch den Skill eine Verbesserung der Stimmung erfahren.

6.8 Stimmungsbild und Verabschiedung

Zum Abschluss wird erneut die Stimmungs-Skala gezeigt (Folie 1/17). Jeder Teilnehmer soll auf der Stimmungs-Skala der Präsentation zeigen, wie seine Stimmung am Ende der Trainingseinheit ist. Die TrainerInnen beginnen und zeigen auf die Symbole, welche ihre Stimmungen am besten ausdrücken. Es folgen die Teilnehmenden. Diese können reihum ihre Stimmung zeigen oder sich erneut den kleinen Ball zuwerfen und so eine Reihenfolge festlegen. TrainerIn und Co-TrainerIn sollten auf positive Stimmungsveränderungen im Verlauf der Trainingseinheit achten und diese Veränderungen positiv kommentieren.

Die TrainerInnen verabschieden die Teilnehmenden und erinnern an den nächsten Termin. Es kann hilfreich sein, den Teilnehmenden eine Notiz mit Datum und Uhrzeit des nächsten Termins auszuhändigen.

ARBEITSBLÄTTER ZU TRAININGSEINHEIT 1

Arbeitsblatt 1/1: Gefühle

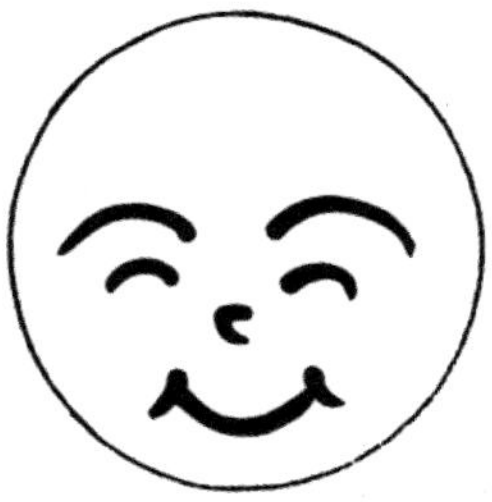

Fröhlich / Happy

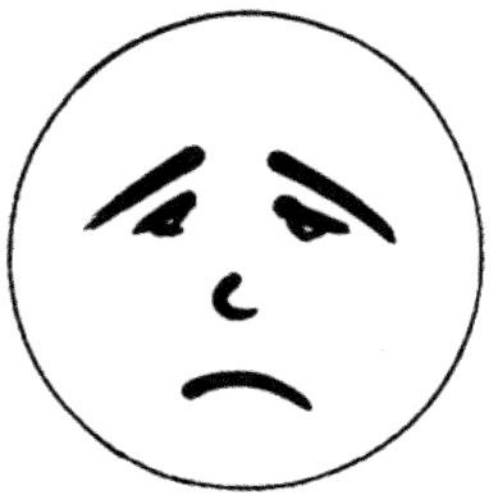

Traurig / Sad

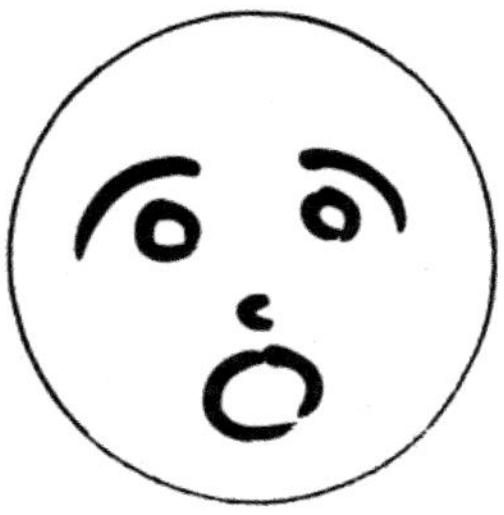

Ängstlich / Afraid

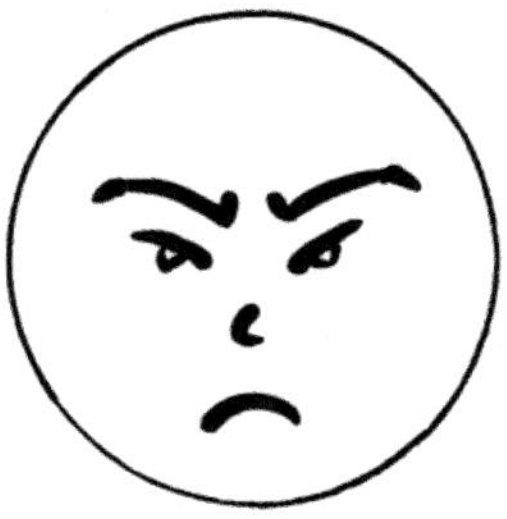

Wütend / Angry

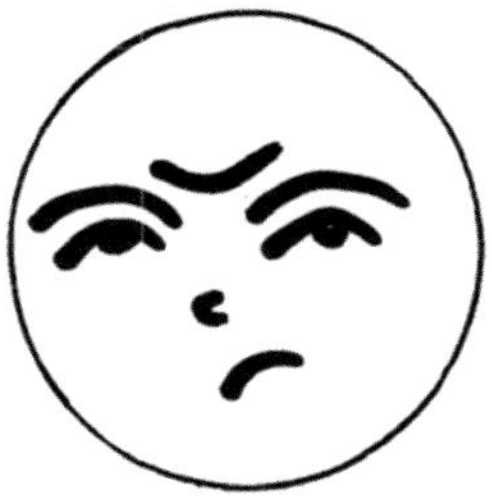

Nachdenklich / Thoughtful

Arbeitsblatt 1/2: Diary Card 1

Stimmung			
Montag			
Dienstag			
Mittwoch			
Donnerstag			
Freitag			
Samstag			
Sonntag			
		Skill:	

Arbeitsblatt 1/3: Skill-Symbole 1

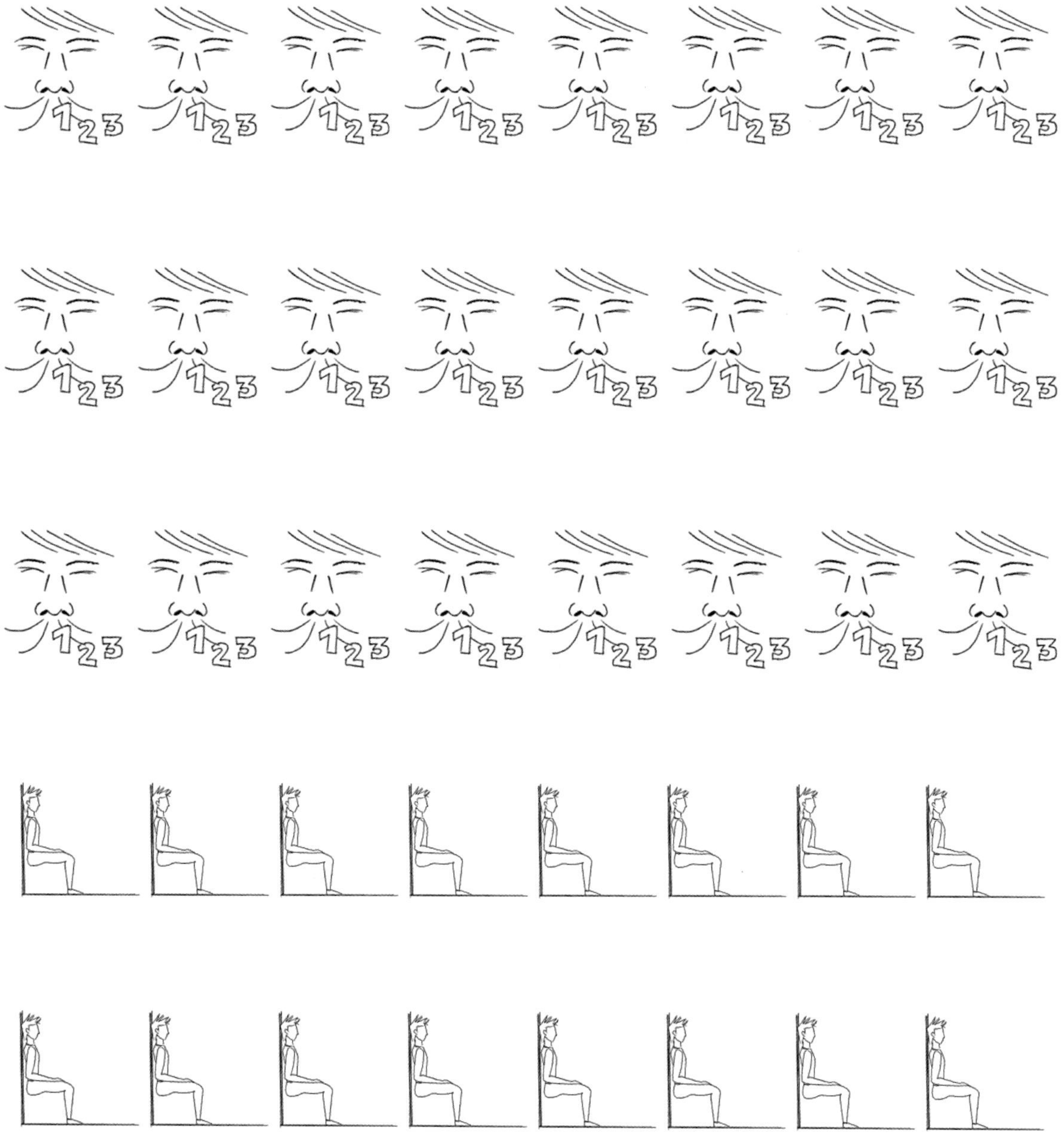

TRAININGSEINHEIT 2

7. TRAININGSEINHEIT 2: PSYCHOEDUKATION

Ziele der Trainingseinheit:

Zu Beginn der Trainingseinheit wird die Skill-Skala eingeführt. Jeder Teilnehmer soll auf dieser Skala für sich die Wirksamkeit der ihm bekannten Skills einschätzen und dokumentieren. Diese Skala wird in jeder Trainingseinheit ergänzt. Durch Filme sollen die Teilnehmenden im Sinne einer Psychoedukation über die wichtigsten Symptome von Traumafolgestörungen aufgeklärt werden. So können die Teilnehmenden einen Zusammenhang zwischen aktuellen Beschwerden und traumatisierenden Lebensereignissen herstellen. Die erweiterte Diary Card wird eingeführt. Anhand dieser sollen die Teilnehmenden die Ausprägung von Symptomen einer Traumafolgestörung bei sich einschätzen. Es werden die Skills „Steine im Schuh", „Schmerz-Punkt", „Kalte Dusche" und „Scharf" vorgestellt. Die Teilnehmenden sollen erkennen, dass sie ihre Stimmung und Symptome einer Traumafolgestörung durch Skills beeinflussen können.

Benötigte Materialien:

- Präsentation zu Trainingseinheit 2
- Arbeitsblatt 2/1 (Skill-Skala)
- Arbeitsblatt 1/3 (Skill-Symbole 1)
- Diary Card 2 (Arbeitsblatt 2/2; 7 Kopien für jeden Teilnehmer)
- Arbeitsblatt 2/3 (Skill-Symbole 2)
- Kleiner Ball
- Klebstift, Schere
- Kleine Steine oder Murmeln
- Auswahl scharfer Gewürze (z. B. Tabasco, Wasabi-Paste, getrocknete Chili-Schoten, Wasabi-Nüsse, Sambal-Oelek)
- Tee- oder Eislöffel für jeden Teilnehmer
- Mineralwasser und Trinkbecher
- Süßigkeiten zur Belohnung (optional)
- Lebensmittel zur „Ent-Schärfung" wie Joghurt, Honig, Buttermilch, Lassi (optional)

7.1 Begrüßung und Stimmungsbild

TrainerIn und Co-TrainerIn begrüßen alle Teilnehmenden zum Training.

Die Präsentation zu Trainingseinheit 2 wird gestartet und Folie 2/1 (Stimmungs-Skala) gezeigt. Jeder Teilnehmer soll auf der projizierten Skala zeigen, wie es ihm aktuell geht. Hier können die TrainerInnen Bezug nehmen zu Arbeitsblatt 1/1 (Gefühle) aus der Trainingseinheit 1 und die Teilnehmenden auffordern, ihre Gefühle spezifischer zu benennen.

Zuerst geben TrainerIn und Co-TrainerIn an, wie sie sich fühlen und zeigen dies auf der Stimmungs-Skala. Die Teilnehmenden folgen reihum oder werfen sich einen Ball zu, um die Reihenfolge festzulegen.

TRAININGSEINHEIT 2: FOLIE 1

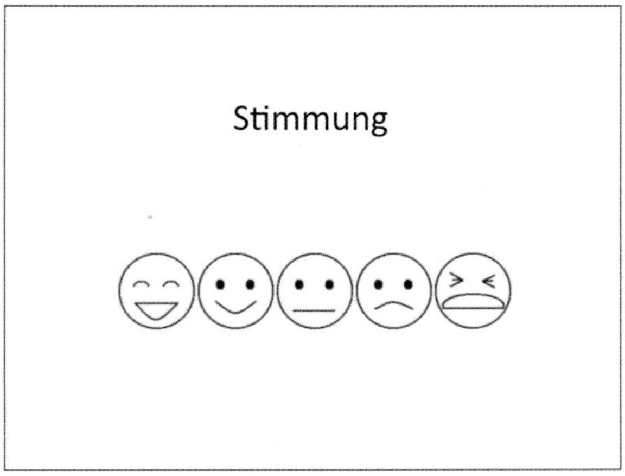

Folie 2/1: Stimmungs-Skala

Abbildung 12: Folie 1 aus Trainingseinheit 2.

7.2 Aktivierende Achtsamkeitsübung: „Klatscher weitergeben" – Level 1

Mit der aktivierenden Achtsamkeitsübung zu Beginn soll erreicht werden, dass sich die Teilnehmenden auf die aktuelle Situation konzentrieren und sich anschließend gut auf die Inhalte der Trainingseinheit einlassen können.

Zur Achtsamkeitsübung „Klatscher weitergeben" müssen sich die Teilnehmenden und TrainerInnen in einen Stuhlkreis setzen. Alle klatschen nacheinander reihum einmal in die Hände. Der Trainer beginnt, der Co-Trainer setzt die Reihe fort. Nach der ersten Runde erklärt der Trainer durch wenige Worte und Gestik, dass ein Richtungswechsel erfolgt, wenn jemand zweimal in die Hände klatscht. Die Übung wird fortgesetzt. Erfahrungsgemäß dauert es einige Zeit, bis alle Teilnehmenden das Spielprinzip verstanden haben. Die TrainerInnen sollten daher bei jedem „Fehler" einhaken und die Richtung korrigieren. Wenn die TrainerInnen das Gefühl haben, dass alle Teilnehmenden das Spielprinzip verstanden haben, kann ein kleiner Wettbewerb gestartet werden: Teilnehmende, die einen Fehler machen, müssen die Hände auf den Rücken nehmen und dürfen am aktuellen Spiel nicht mehr teilnehmen. SiegerInnen sind die beiden Teilnehmenden, die am Ende noch im Spiel sind.

7.3 Besprechung der Hausaufgaben

Die Teilnehmenden werden von den TrainerInnen aufgefordert, ihre Hausaufgaben vorzuzeigen. Reihum sollen die Teilnehmenden ihre Diary Card 1 (Arbeitsblatt 1/2) den TrainerInnen und anderen Teilnehmenden zeigen. Die TrainerInnen sollten hier die Einübung von Skills und das Protokollieren der Stimmung durch Lob verstärken. Die TrainerInnen sollten gezielt schauen, ob sich die Stimmung durch die Skills verbessert hat und die Teilnehmenden auf solche Verbesserungen aufmerksam machen. Wenn ein Teilnehmer Schwierigkeiten hatte, die Diary Card zu bearbeiten, sollten die TrainerInnen das Ausfüllen der Diary Card erneut erklären. Optional kann jeder Teilnehmer, nachdem er seine Hausaufgaben vorgezeigt hat, eine kleine Belohnung, beispielsweise in Form eines Schokoriegels, erhalten. Dies hat sich als sehr motivationsfördernd erwiesen.

7.4 Einführung Skill-Skala

Arbeitsblatt 2/1 (Skill-Skala) wird an die Teilnehmenden ausgehändigt. Die Skala wird vom Trainer durch Gestik und wenige Worte erklärt. Der Trainer verwendet die ausgeschnittenen Skill-Symbole für „Atem zählen“ und „Hocke“ von **Arbeitsblatt 1/3** (Skill-Symbole 1) zur Demonstration auf seiner persönlichen Skill-Skala. Er erläutert das Vorgehen in einfachen Worten. Er sagt beispielsweise: „Der Skill Hocke ist gut für mich, deshalb klebe ich das weit nach oben. Der Skill Atem zählen ist nicht so gut für mich, deshalb klebe ich das weiter nach unten. Anschließend demonstriert der Co-Trainer das Vorgehen anhand seiner persönlichen Skill-Skala und klebt die beiden Skill-Symbole ein.

Reihum soll anschließend jeder Teilnehmer vor der Gruppe die Skill-Symbole für „Atem zählen“ und „Hocke“ auf der Skill-Skala anordnen und einkleben.

Jeder Teilnehmer soll dann seinen Namen auf das Arbeitsblatt 2/1 schreiben. Die Arbeitsblätter werden von den TrainerInnen eingesammelt, später kopiert und wieder an die Teilnehmenden ausgehändigt. Abbildung 13 zeigt ein Beispiel für eine Skill-Skala mit Anordnung der Skills „Atem zählen“ und „Hocke“.

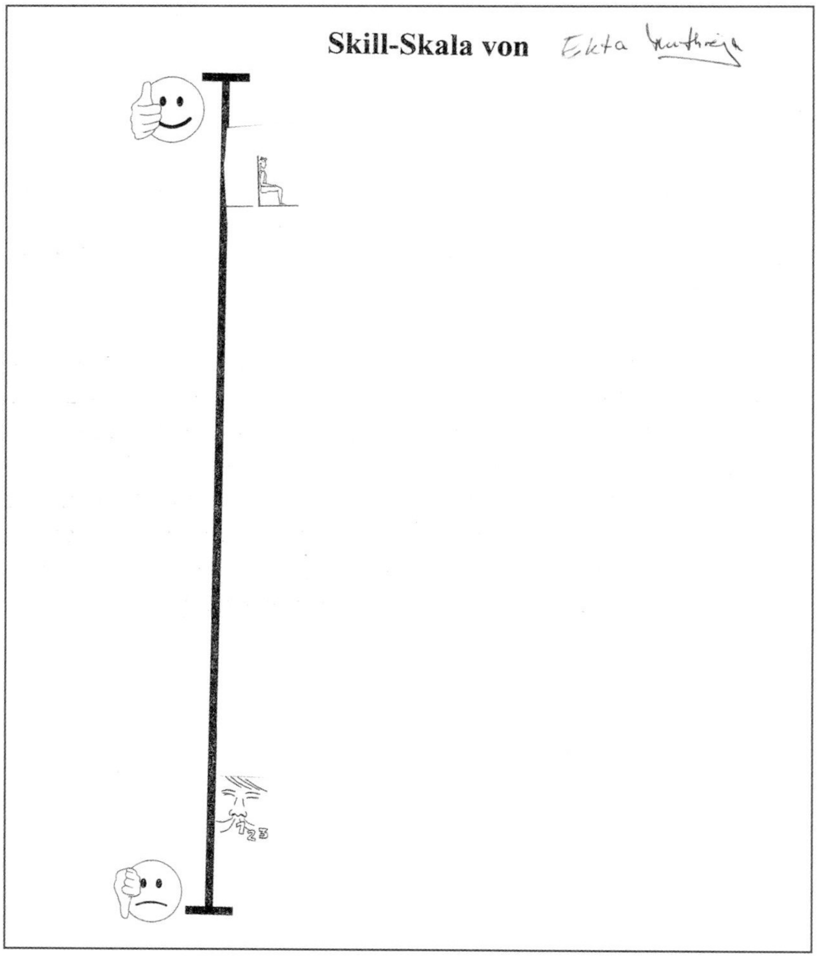

Abbildung 13: Beispiel für eine Skill-Skala mit Anordnung der Skills „Hocke“ und „Atem zählen“.

7.5 Psychoedukation und Einführung Diary Card 2

Die **Diary Card 2 (Arbeitsblatt 2/2)** wird an die Teilnehmenden verteilt. Folie 2/2 der Präsentation wird gezeigt. Die Teilnehmenden sollen das aktuelle Datum und ihre aktuelle Stimmung in der Diary Card eintragen.

TRAININGSEINHEIT 2: FOLIE 2

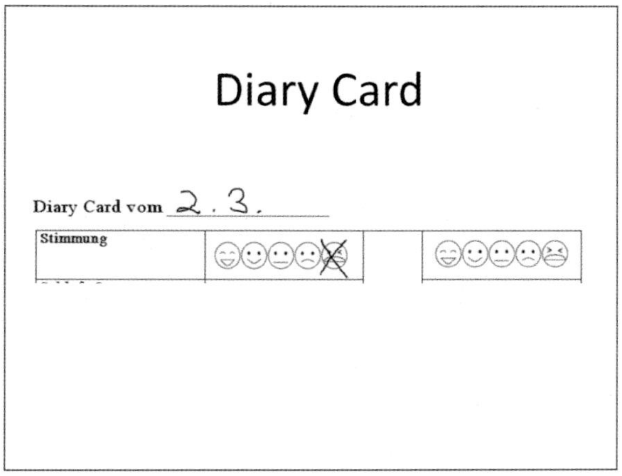

Folie 2/2: Einführung der Diary Card 2. Die Teilnehmenden sollen das aktuelle Datum und ihre momentane Stimmung eintragen

Abbildung 14: Folie 2 aus Trainingseinheit 2.

Der Filmclip 1 „Belastendes Lebensereignis" wird gestartet und bei Einblendung des Titels pausiert. Die TrainerInnen erläutern, dass ein Film folgt, welcher zeigt, was ein belastendes Lebensereignis ist. Der Film wird abgespielt. Die Trainer erläutern, dass ein belastendes Lebensereignis ein schlimmes, ein schlechtes Ereignis ist, dass also etwas Schlimmes, etwas Schlechtes passiert.

Der Filmclip 2 „Schlafstörungen" wird gestartet und bei Einblendung des Titels gestoppt. Die Trainer machen darauf aufmerksam, dass ein Film folgt, welcher zeigt, was „Schlafstörungen" bedeuten. Der Clip wird abgespielt. Anschließend fragen die TrainerInnen die Teilnehmenden, ob sie verstanden haben, was Schlafstörungen sind. Die Teilnehmenden sollen angeben, wie der muttersprachliche Begriff hierfür lautet. Sie sollen den muttersprachlichen Begriff unter den deutschen Begriff in die Diary Card schreiben. Die TrainerInnen sollten reihum fragen, wie der jeweilige muttersprachliche Begriff lautet und sicherstellen, dass jeder Teilnehmer den Begriff in seine Diary Card schreibt. Zusätzlich soll jeder Teilnehmer die aktuelle Ausprägung in der Diary Card eintragen. Hierzu wird Folie 2/3 der Präsentation gezeigt.

TRAININGSEINHEIT 2: FOLIE 3

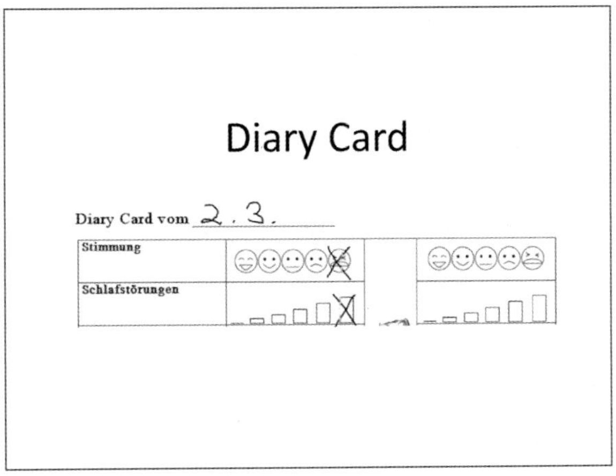

Folie 2/3: Diary Card 2. Die Teilnehmer sollen nach Anschauen des Filmclips die aktuelle Ausprägung ihrer Schlafstörungen eintragen

Abbildung 15: Folie 3 aus Trainingseinheit 2.

Das gleiche Vorgehen erfolgt für die weiteren Filmclips. Die TrainerInnen pausieren den Film beim Titel und machen auf den folgenden Inhalt aufmerksam. Im Anschluss an den Film fragen sie die Teilnehmenden nach den muttersprachlichen Begriffen der Symptome und achten darauf, dass die Teilnehmenden diesen Begriff in ihre Diary Card unter dem deutschen Begriff eintragen. Die Präsentation wird fortgesetzt, jeder Teilnehmer soll die aktuelle Symptomausprägung bei sich einschätzen und auf der Diary Card eintragen.

Die Diary Card steht in unterschiedlichen Sprachen als Download zur Verfügung (siehe Kap. 5.3). Diese können als zusätzliche Hilfen bei Verständnisschwierigkeiten oder alternativ zu den hier beschriebenen Erklärungen durch Filmclips eingesetzt werden.

TRAININGSEINHEIT 2: FOLIE 4

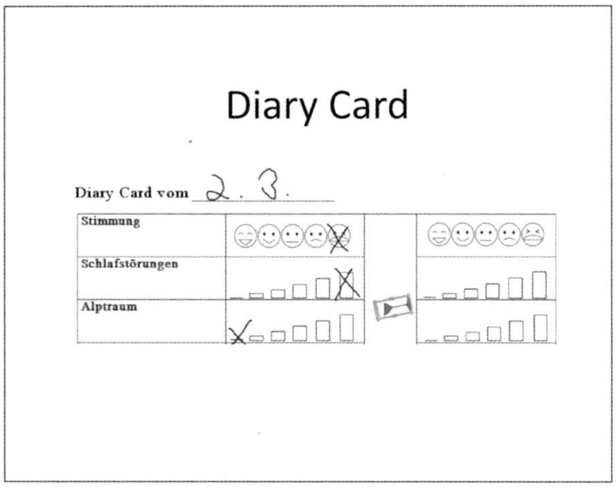

Folie 2/4: Diary Card 2. Die Teilnehmenden sollen nach Anschauen des Filmclips die aktuelle Ausprägung ihrer Alpträume eintragen.

Abbildung 16: Folie 4 aus Trainingseinheit 2.

TRAININGSEINHEIT 2: FOLIEN 5 bis 7

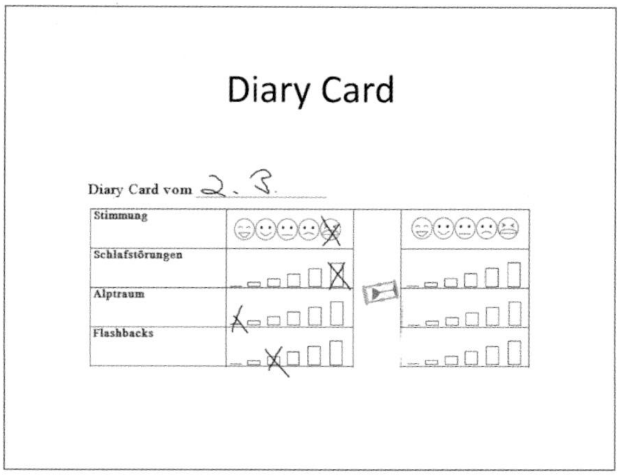

Folie 2/5: Diary Card 2. Die Teilnehmenden sollen nach Anschauen des Filmclips die aktuelle Ausprägung ihrer Intrusionen und Flashbacks eintragen.

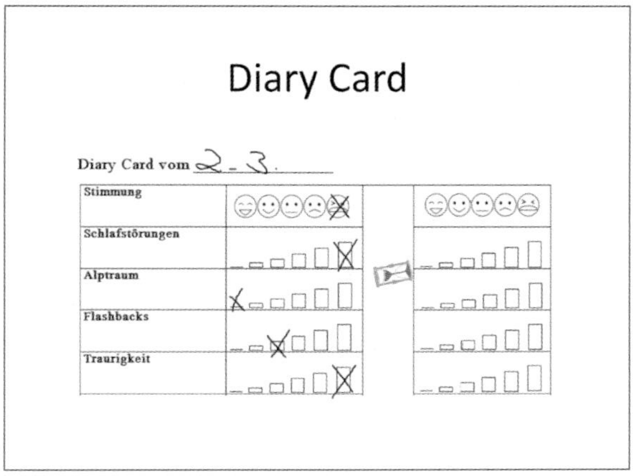

Folie 2/6: Diary Card 2. Die Teilnehmenden sollen nach Anschauen des Filmclips die aktuelle Ausprägung ihrer Traurigkeit eintragen.

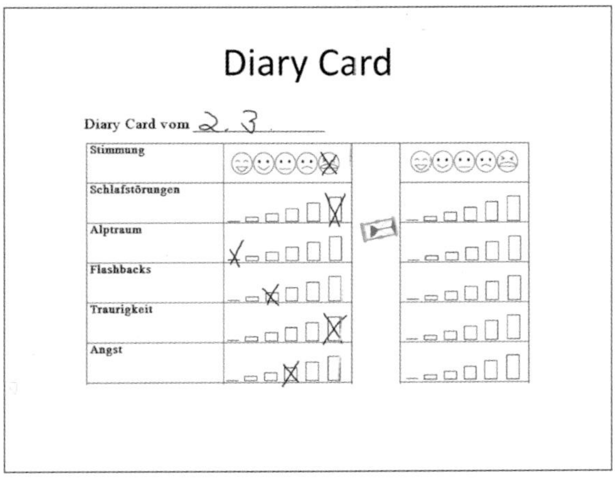

Folie 2/7: Diary Card 2. Die Teilnehmenden sollen nach Anschauen des Filmclips die aktuelle Ausprägung ihrer Angst eintragen.

Abbildung 17: Folien 5 bis 7 aus Trainingseinheit 2.

TRAININGSEINHEIT 2: FOLIEN 8 bis 10

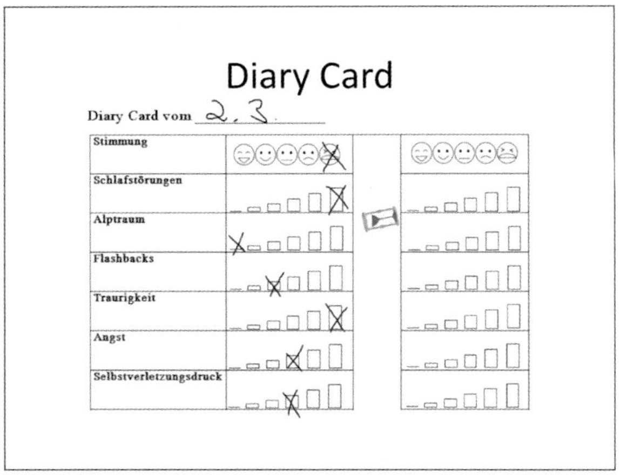

Folie 2/8: Diary Card 2. Die Teilnehmenden sollen nach Anschauen des Filmclips die aktuelle Ausprägung des Selbstverletzungsdrucks eintragen.

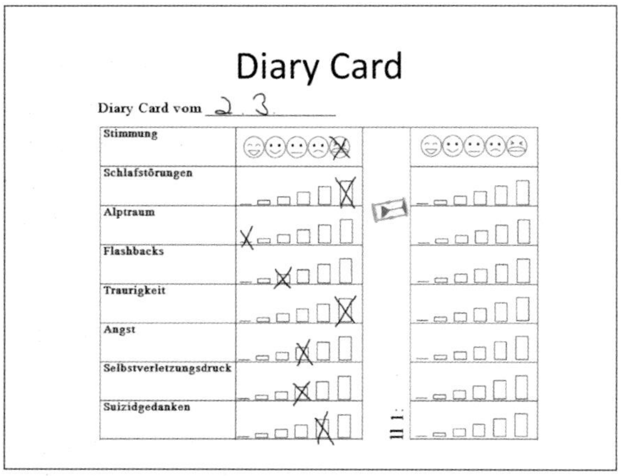

Folie 2/9: Diary Card 2. Die Teilnehmenden sollen nach Anschauen des Filmclips die aktuelle Ausprägung ihrer Suizidgedanken eintragen.

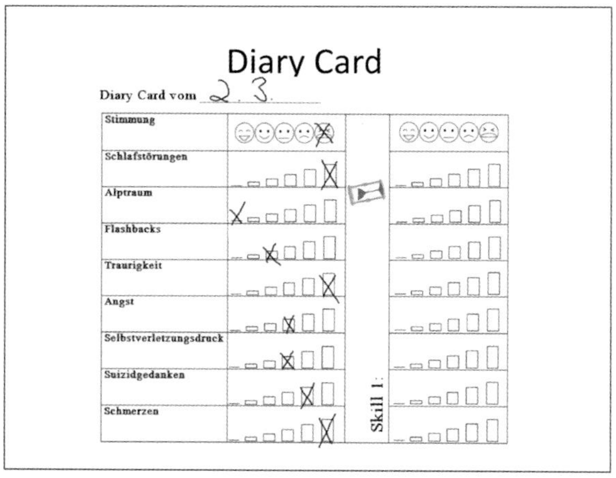

Folie 2/10: Diary Card 2. Die Teilnehmenden sollen nach Anschauen des Filmclips die aktuelle Ausprägung ihrer Schmerzen.

Abbildung 18: Folien 8 bis 10 aus Trainingseinheit 2.

7.6 Skill 3: Steine im Schuh

TRAININGSEINHEIT 2: FOLIE 11

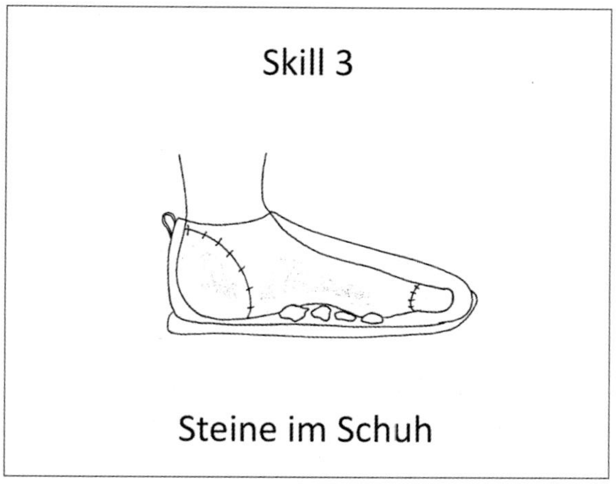

Folie 2/11: Skill 3 „Steine im Schuh“

Abbildung 19: Folie 11 aus Trainingseinheit 2.

Der Skill „Steine im Schuh“ wird den Teilnehmenden vorgestellt. Die entsprechende Folie der Präsentation wird gezeigt. Die TrainerInnen verteilen 3 bis 5 Steine oder kleine Murmeln an jeden Teilnehmer. Die TrainerInnen und TeilnehmerInnen ziehen einen Schuh aus, streuen die Steine oder Murmeln hinein und ziehen den Schuh wieder an. Anschließend laufen die TeilnehmerInnen im Raum umher oder einen Flur vor dem Raum auf und ab. Die TrainerInnen regen die Teilnehmenden an, auf einem (dem betreffenden) Fuß zu hüpfen. Der Skill sollte wenigstens zwei Minuten lang durchgeführt werden.

Anschließend nehmen TrainerInnen und Teilnehmende wieder ihre Plätze ein, entfernen die Steine bzw. Murmeln aus den Schuhen und geben diese an die TrainerInnen zurück.

Die TrainerInnen fragen die Teilnehmenden nach ihren Erfahrungen mit dem Skill. Es soll hierbei erarbeitet werden, dass die Steine im Schuh zwar schmerzhaft sein können, man bei dieser Übung jedoch nicht über Probleme oder belastende Lebensereignisse nachdenkt. Den Teilnehmenden soll so verdeutlicht werden, dass sie mit einem Skill negative Gedankengänge und somit unerwünschte Gefühle wie „traurig“ oder „nachdenklich“ zumindest kurzfristig stoppen können.

7.7 Skill 4: „Schmerz-Punkt“

TRAININGSEINHEIT 2: FOLIE 12

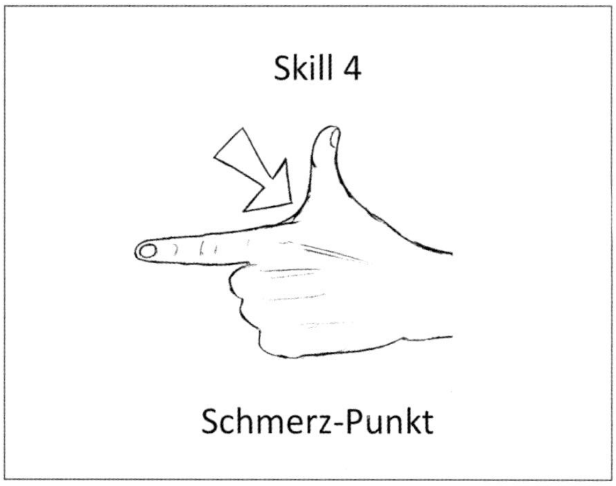

Folie 2/12: Skill 4 „Schmerz-Punkt“

Abbildung 20: Folie 12 aus Trainingseinheit 2.

Der Skill „Schmerz-Punkt“ wird den Teilnehmenden vorgestellt. Die entsprechende Folie der Präsentation wird gezeigt. Die TrainerInnen zeigen auf die dünne Hautfalte zwischen Daumen und Zeigefinger der rechten Hand. Hier befindet sich ein Punkt, der stark schmerzt, wenn man diesen fest drückt. Die TrainerInnen demonstrieren dies und kneifen sich mit den Fingernägeln von Zeigefinger und Daumen der linken Hand in diesen Punkt. Wenn man den Punkt nicht direkt findet, muss man den Punkt suchen, indem man sich der Hautfalte entlang „durch-petzt“. Die TrainerInnen können das Auffinden des Schmerzpunktes mit einem „Aua“ kommentieren. Die Teilnehmenden werden aufgefordert, diesen Punkt bei sich zu suchen. Die TrainerInnen wenden sich den einzelnen Teilnehmenden reihum zu und unterstützen diese bei der Suche nach dem Schmerzpunkt.

Die TrainerInnen können darauf hinweisen, dass sich dieser Skill besonders gut im Schulunterricht oder bei der Fahrt mit öffentlichen Verkehrsmitteln anwenden lässt, da für diesen Skill keine Materialien benötigt werden. Zudem lässt sich der Skill so durchführen, dass er von anderen nicht leicht bemerkt wird. Die Teilnehmenden sollen dazu motiviert werden, diesen Skill insbesondere im Unterricht auszuprobieren, wenn sie feststellen, dass sie sich aufgrund negativer Gedankengänge nicht gut konzentrieren können.

7.8 Skill 5: „Kalte Dusche“

TRAININGSEINHEIT 2: FOLIE 13

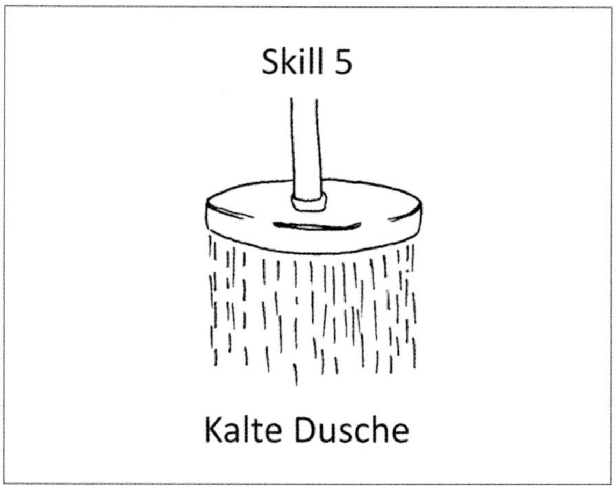

Folie 2/13: Skill 5 „Kalte Dusche“

Abbildung 21: Folie 13 aus Trainingseinheit 2.

Der Skill „Kalte Dusche“ wird den Teilnehmenden erläutert. Die entsprechende Folie der Präsentation wird gezeigt. Die TrainerInnen zeigen auf das Bild und machen deutlich, dass es sich um eine *kalte* Dusche handeln soll. Sie können sich beispielsweise demonstrativ vor Kälte schütteln. Der Skill selbst wird in der Gruppe nicht demonstriert. Die TrainerInnen sagen, dass dieser Skill als Hausaufgabe zu üben ist.

7.9 Skill 6: „Scharf“

TRAININGSEINHEIT 2: FOLIE 14

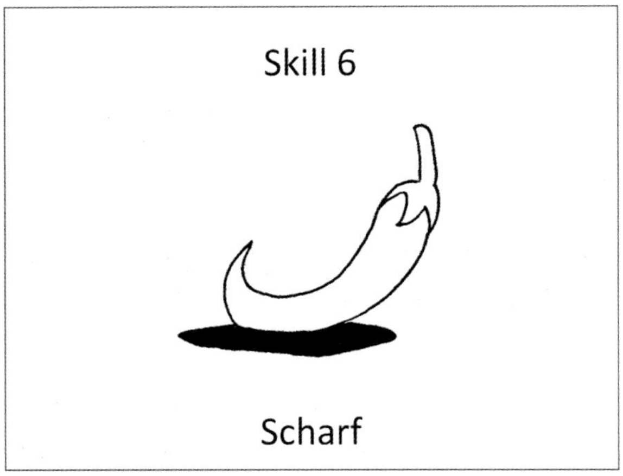

Folie 2/14: Skill 6 „Scharf“

Abbildung 22: Folie 14 aus Trainingseinheit 2.

Der Skill „Scharf“ wird den Teilnehmenden demonstriert. Die entsprechende Folie der Präsentation wird gezeigt. Die TrainerInnen stellen die scharfen Lebensmittel in die Mitte. Sie verteilen Becher und Mineralwasser sowie die kleinen Löffel an die Teilnehmenden. Es sollte beachtet werden, dass viele Personen kein Mineralwasser mit Kohlensäure trinken möchten, sodass auch stilles Wasser zur Verfügung stehen sollte.

Ein Teilnehmer sollte das erste Produkt auswählen, beispielsweise Tabasco und an die Teilnehmenden in der Runde verteilen. Er sollte jedem Teilnehmer einige Tropfen auf den Löffel geben. Wenn alle Teilnehmenden Tabasco auf dem Löffel haben, leitet der Trainer die Teilnehmenden an, zunächst am Tabasco zu riechen. Anschließend werden die Teilnehmenden aufgefordert, den Löffel abzulecken. Auf diese Weise sollten mindestens drei unterschiedliche Produkte probiert werden. Ein Teilnehmer wählt ein Produkt aus, verteilt es an die Teilnehmenden. An den Lebensmitteln wird zunächst intensiv gerochen, anschließend werden sie gegessen. Die TrainerInnen sollten sich an dieser Übung auch aktiv beteiligen. Sie sollten zudem darauf achten, dass jeder Teilnehmer immer ausreichend Mineralwasser zu trinken hat.

Im Anschluss sollten die Trainer Lebensmittel zum „Ent-Schärfen“ an die Teilnehmenden verteilen. Milchprodukte und Honig haben sich hier sehr bewährt.

7.10 Vervollständigung der Diary Card 2

Die ausgeschnittenen Skill-Symbole für „Steine im Schuh“, „Schmerz-Punkt“ und „Scharf“ aus **Arbeitsblatt 2/3** (Skill-Symbole 2) werden an die Teilnehmenden verteilt. Die Teilnehmenden sollen die Symbole an die entsprechende Stelle auf der Diary Card 2 kleben. Das Vorgehen wird durch die Folien 2/15 bis 2/17 gezeigt und von den TrainerInnen erläutert und exemplarisch demonstriert.

Anhand der Folien wird zudem das Sanduhr-Symbol erläutert. Die TrainerInnen erklären, dass man hier die Zeitdauer notiert und beispielsweise einträgt, wie viele Minuten man mit den Steinen im Schuh umherläuft, wie viele Minuten man kalt duscht oder wie viele scharfe Produkte man isst.

Die Teilnehmenden sollen anschließend ihre aktuelle Stimmung und die Ausprägung der Symptome einer Traumafolgestörung in der zweiten Spalte der Diary Card eintragen. TrainerIn und Co-TrainerIn demonstrieren dies beispielhaft.

Die Teilnehmenden sollten ihre Namen auf der Diary Card notieren. Die TrainerInnen sammeln die Diary Cards ein und machen sich Kopien von den Diary Cards und den Skill-Skalen. Auf diese Weise ist gewährleistet, dass die TrainerInnen immer ein Muster der Diary Card mit den muttersprachlichen Begriffen sowie die der persönlichen Skill-Skala besitzen, falls diese von den Teilnehmenden vergessen oder verloren werden.

7.11 Hausaufgabe

Die Teilnehmenden sollen täglich einen Skill üben und jeden Tag die Diary Card 2 ausfüllen. Jeder Teilnehmer erhält hierzu **7 Kopien der Diary Card 2 (Arbeitsblatt 2/2)** sowie das **Arbeitsblatt 2/3 (Skill-Symbole 2)**. Gemeinsam mit den TrainerInnen werden auf den Diary Cards die Daten der kommenden sieben Tage eingetragen, um zu verdeutlichen, dass eine Diary Card pro Tag auszufüllen ist. Anhand der Folie 2/17 der Präsentation machen die TrainerInnen deutlich, dass die Durchführung eines Skills Beschwerden lindern kann. In diesem Zusammenhang kann noch einmal die Funktion der Skills wiederholt werden. Wie in der ersten Sitzung soll erarbeitet werden, dass man sich bei einem Skill auf starke Körperempfindungen konzentriert und so von belastenden Gedankengängen oder körperlichen Beschwerden ablenken kann. Die Teilnehmer werden aufgefordert, die Skills daher insbesondere bei starker Ausprägung der in der Diary Card aufgeführten Symptome durchzuführen und die Auswirkungen des Skills auf die Symptomatik zu beobachten. Die TrainerInnen sollten darauf hinweisen, dass nicht jeder Skill bei jedem gleich gut wirkt. Um dies zu verdeutlichen, können sich die TrainerInnen auf die bearbeiteten Skill-Skalen beziehen. Außerdem sollten die TrainerInnen darauf hinweisen, dass die Skills trainiert werden müssen und nicht immer bei der ersten Durchführung gut wirken.

Die persönlichen Skill-Skalen und die Diary Cards mit den muttersprachlichen Begriffen werden an die Teilnehmenden zurückgegeben, nachdem sie zwischenzeitlich von Co-TrainerIn kopiert worden sind.

7.12 Stimmungsbild und Verabschiedung

Zum Abschluss wird erneut die Stimmungs-Skala gezeigt (Folie 2/18). Jeder Teilnehmer soll auf der Stimmungs-Skala der Präsentation zeigen, wie seine Stimmung am Ende der Trainingseinheit ist. Die TrainerInnen beginnen und zeigen auf die Symbole, welche ihre Stimmungen am besten ausdrücken. Es folgen die Teilnehmenden. Diese können reihum ihre Stimmung zeigen oder sich erneut den kleinen Ball zuwerfen und so eine Reihenfolge festlegen. TrainerIn und Co-TrainerIn sollten auf positive Stimmungsveränderungen im Verlauf der Trainingseinheit achten und diese Veränderungen positiv kommentieren.

Die TrainerInnen verabschieden die Teilnehmenden und erinnern an den nächsten Termin. Es kann hilfreich sein, den Teilnehmenden eine Notiz mit Datum und Uhrzeit des nächsten Termins auszuhändigen.

TRAININGSEINHEIT 2: FOLIEN 15 bis 17

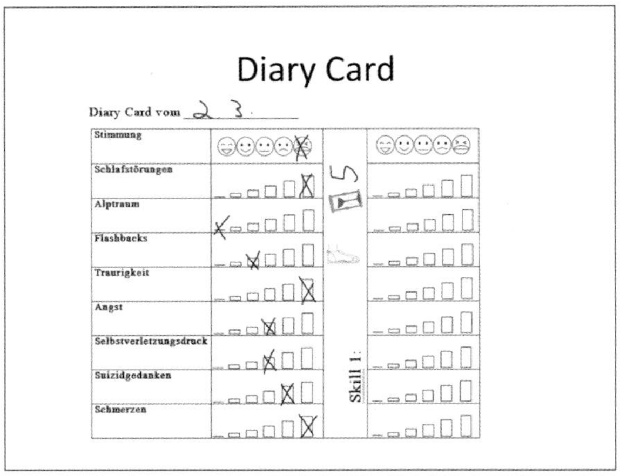

Folie 2/15: Anleitung zum Ausfüllen der Diary Card 2. Skill-Symbole, z.B. für „Steine im Schuh“, sollen aufgeklebt und Dauer bzw. Häufigkeit der Skilldurchführung notiert werden.

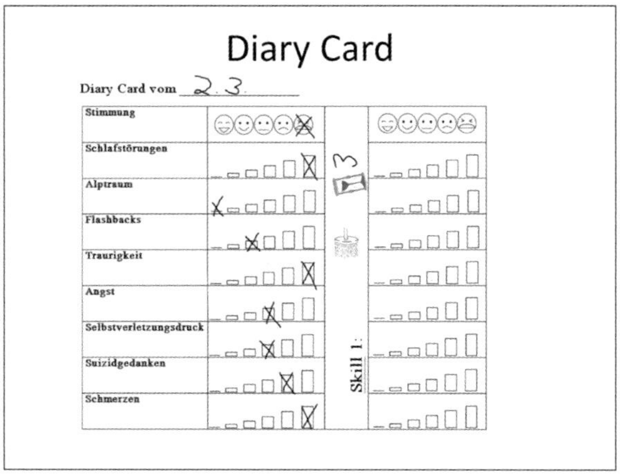

Folie 2/16: Anleitung zum Ausfüllen der Diary Card 2. Skill-Symbole, z.B. für „Kalte Dusche“, sollen aufgeklebt und Dauer bzw. Häufigkeit der Skilldurchführung notiert werden.

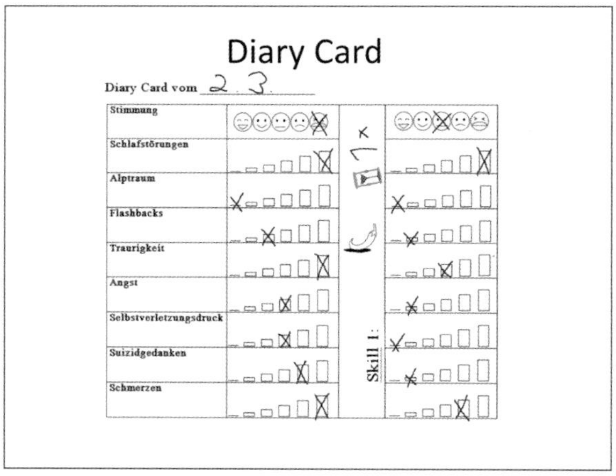

Folie 2/17: Anleitung zum Ausfüllen der Diary Card 2. Die Teilnehmenden sollen die Ausprägungen der Stimmung und der Symptome vor und nach der Skilldurchführung einschätzen

Abbildung 23: Folien 15 bis 17 aus Trainingseinheit 2.

ARBEITSBLÄTTER ZU TRAININGSEINHEIT 2

Arbeitsblatt 2/1: Skill-Skala

Skill-Skala von

Arbeitsblatt 2/2: Diary Card 2

Diary Card vom ____________

Stimmung	☺ 🙂 😐 🙁 😣	Skill 1:	☺ 🙂 😐 🙁 😣
Schlafstörungen	– □ □ □ □ □	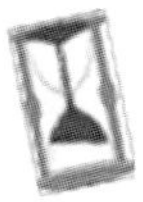	– □ □ □ □ □
Alptraum	– □ □ □ □ □		– □ □ □ □ □
Flashbacks	– □ □ □ □ □		– □ □ □ □ □
Traurigkeit	– □ □ □ □ □		– □ □ □ □ □
Angst	– □ □ □ □ □		– □ □ □ □ □
Selbstverletzungsdruck	– □ □ □ □ □		– □ □ □ □ □
Suizidgedanken	– □ □ □ □ □		– □ □ □ □ □
Schmerzen	– □ □ □ □ □		– □ □ □ □ □

Arbeitsblatt 2/3: Skill-Symbole 2

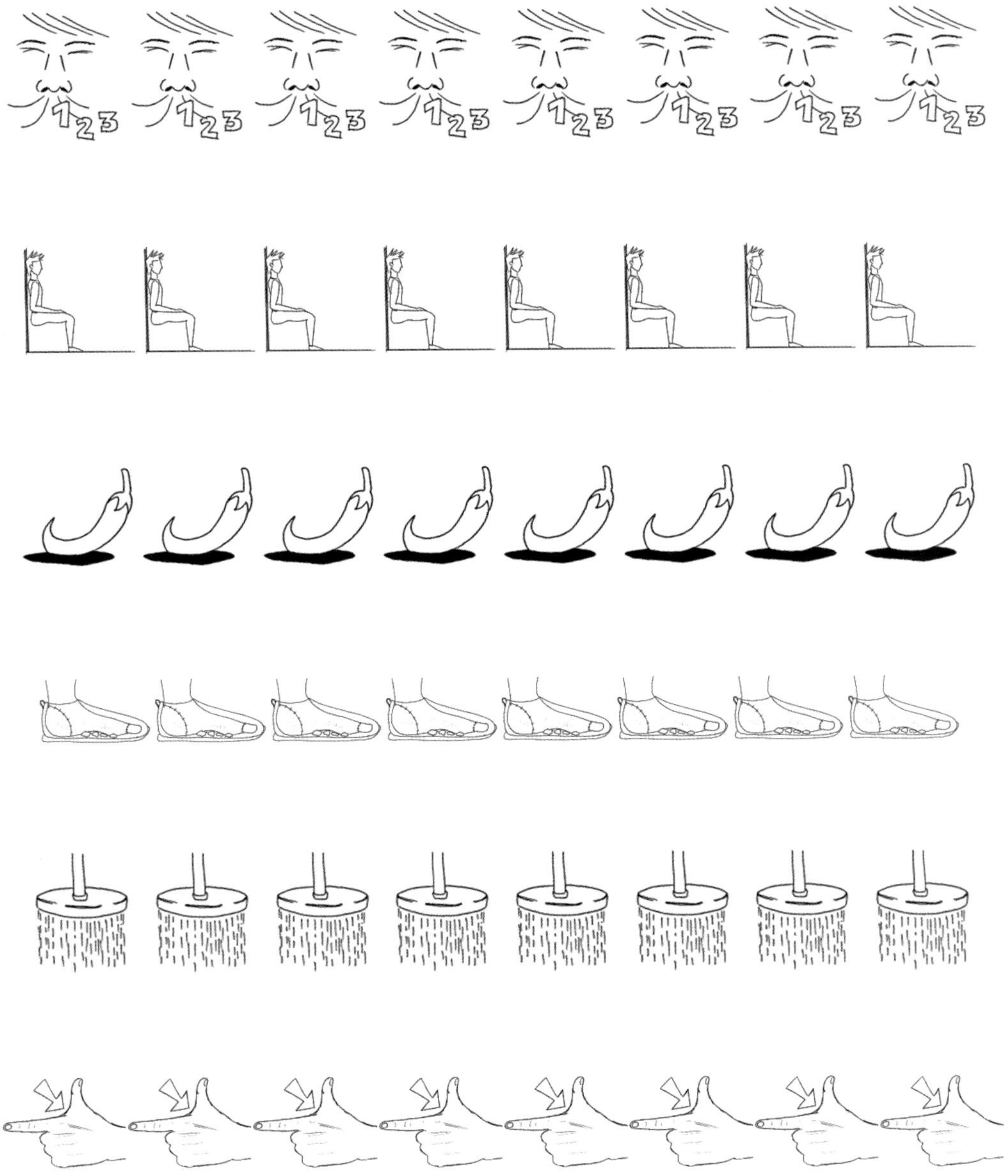

TRAININGSEINHEIT 3

8. TRAININGSEINHEIT 3: GEDANKEN UND GEFÜHLE

Ziele der Trainingseinheit:

Die wichtigsten Gefühle aus Trainingseinheit 1 werden wiederholt. Anhand einfacher Zeichnungen sollen die Teilnehmenden nachvollziehen, dass schlechte Gedanken zu negativen Gefühlen führen und umgekehrt gute Gedanken mit positiven Gefühlen einhergehen. Die Teilnehmenden sollen einen positiven Gedanken zeichnen und ihre Stimmung dabei beobachten. Nachdem der Zusammenhang zwischen Gedanken und Gefühlen aufgezeigt wurde, soll den Teilnehmenden vermittelt werden, dass durch Skills negative Gedankengänge unterbrochen werden können. Skills sollen also bewusst als Gedankenstopp eingesetzt werden. Es werden die Skills „10 x A“, „Rückwärts zählen“ und „Ei aufstellen“ vermittelt.

Benötigte Materialien:

- Präsentation zu Trainingseinheit 3
- Arbeitsblatt 2/1 (Skill-Skala)
- Diary Card 2 (Arbeitsblatt 2/2; 7 Kopien für jeden Teilnehmer)
- Arbeitsblatt 2/3 (Skill-Symbole 2)
- Arbeitsblatt 3/1 (Skill-Symbole 3)
- Kleiner Ball
- Klebstift und Schere
- Rohe Eier (ein Ei für jeden Teilnehmer)
- Papier und Buntstifte
- Süßigkeiten zur Belohnung (optional)

8.1 Begrüßung und Stimmungsbild

TrainerIn und Co-TrainerIn begrüßen alle Teilnehmenden zum Training.

Die Präsentation zu Trainingseinheit 3 wird gestartet und Folie 3/1 (Stimmungs-Skala) gezeigt. Wie bereits in der vorausgegangenen Trainingseinheit soll jeder Teilnehmer auf der projizierten Skala zeigen, wie es ihm aktuell geht.

8.2 Aktivierende Achtsamkeitsübung: Bewegungsspiel zum Thema Sport

Die folgende Achtsamkeitsübung funktioniert nach dem gleichen Prinzip wie die aktivierende Achtsamkeitsübung aus Trainingseinheit 1 (Bewegungsspiel zum Thema Hobby). Durch diese Übung werden die Teilnehmenden zur körperlichen Bewegung angeregt. Gleichzeitig müssen sie sich konzentrieren. Zudem werden die Namen aller Teilnehmenden durch diese Übung wiederholt. Die Übung funktioniert nach dem Prinzip „Ich packe meinen Koffer...“.

TrainerInnen und Teilnehmende stellen sich in einem Kreis auf. Der Co-Trainer stellt sich neben den Trainer. Der Trainer beschreibt die Übung mit wenigen Worten. Er sagt beispielsweise: „Wir machen jetzt Sport. Jeder zeigt eine Übung“. Der Trainer beginnt, nennt seinen Namen und macht eine sportliche Aktivität vor, beispielsweise drei Kniebeugen. Alle TeilnehmerInnen werden aufgefordert, die Aktivität mitzumachen. Es folgt der Co-Trainer, der zunächst den Namen des Trainers und die sportliche Aktivität (drei Kniebeugen) wiederholt. Anschließend nennt er seinen eigenen Namen und stellt eine eigene sportliche

Aktivität vor, beispielsweise drei Liegestützen. Die TrainerInnen achten darauf, dass alle Teilnehmenden die Aktivitäten mitmachen. Der Teilnehmer, der als nächster in der Reihe ist, wiederholt zunächst die Namen und Aktivitäten der TrainerInnen mit den dazugehörigen sportlichen Aktivitäten, bevor er seinen eigenen Namen nennt und eine Aktivität ausführt. Reihum folgen alle Teilnehmenden.

Diese Achtsamkeitsübung kann schnell anstrengend werden, weshalb selbst bei kleineren Gruppen nur ein Durchgang erfolgen sollte.

8.3 Besprechung der Hausaufgaben

Nachdem die Teilnehmenden wieder Platz genommen haben, werden sie von den TrainerInnen aufgefordert, ihre Hausaufgaben vorzuzeigen. Reihum sollen die Teilnehmenden ihre Diary Cards 2 (Arbeitsblatt 2/2) den TrainerInnen und anderen Teilnehmenden zeigen. Die TrainerInnen sollten hier die Einübung von Skills und das Protokollieren der Stimmung durch Lob verstärken. Optional können kleine Belohnungen, beispielsweise Süßigkeiten, verteilt werden. Die TrainerInnen sollten gezielt schauen, ob sich die Stimmung durch die Skills verbessert hat und die Teilnehmenden auf solche Verbesserungen aufmerksam machen. Wenn ein Teilnehmer Schwierigkeiten hatte, die Diary Card zu bearbeiten, sollten die TrainerInnen das Ausfüllen der Diary Card erneut erklären und falls nötig erneut die Kurzfilme zur Erklärung der Symptome zeigen.

Falls ein Teilnehmer seine Diary Card vergessen hat, sollte ihm eine Kopie seiner Diary Card aus Trainingseinheit 2 mit den muttersprachlichen Begriffen ausgehändigt werden, damit er der Besprechung besser folgen kann.

8.4 Ergänzung der Skill-Skala

Das **Arbeitsblatt 2/1 (Skill-Skala)** aus Trainingseinheit 2 wird ergänzt. Die TrainerInnen zeigen das Arbeitsblatt und bitten die Teilnehmenden, ihre Exemplare vorzuzeigen. Wenn ein Teilnehmer seine Skill-Skala vergessen hat, wird ihm eine Kopie seiner Skala ausgehändigt. Der Trainer ergänzt zunächst seine eigene Skill-Skala. Er verwendet die ausgeschnittenen Skill-Symbole für „Steine im Schuh“, „Schmerz-Punkt“, „Kalte Dusche“ und „Scharf“ von **Arbeitsblatt 2/3 (Skill-Symbole 2)** und ordnet sie auf der Skill-Skala an. Er erläutert das Vorgehen in einfachen Worten. Er sagt beispielsweise: „Der Skill Steine im Schuh ist nicht so gut für mich, deshalb klebe ich das eher nach unten, unter Atem zählen und unter Hocke“. Anschließend demonstriert der Co-Trainer das Vorgehen anhand seiner persönlichen Skill-Skala und klebt die vier Skill-Symbole ein.

Reihum soll anschließend jeder Teilnehmer vor der Gruppe die Symbole für die vier Skills auf der Skill-Skala anordnen und einkleben.

Die Arbeitsblätter werden anschließend von den TrainerInnen eingesammelt, später kopiert und wieder an die Teilnehmenden ausgehändigt.

8.5 Zusammenhang zwischen Gedanken und Gefühlen

Die Folien 3/2 bis 3/6 der Präsentation für die Trainingseinheit 3 werden gezeigt, um die wichtigsten Gefühle zu wiederholen. Die Folien entsprechen den Folien 1/1 bis 1/5 aus Trainingseinheit 1. Wie in der ersten Trainingseinheit werden die Teilnehmenden aufgefordert, die Gefühle zu benennen. Dieses Mal sollten möglichst die deutschen Begriffe genannt werden. Wenn Teilnehmende fremdsprachliche Begriffe nennen, sollten sie nach dem deutschen Wort für das Gefühl gefragt werden.

Der Trainer malt an Flipchart oder Whiteboard ein Gesicht ohne Mund, sodass das Bild-Symbol emotionslos wirkt. Er zeichnet zum Gesicht eine Gedankenblase. In diese Gedankenblase soll ein allgemeines negatives Ereignis gemalt werden. Es empfiehlt sich, eine Figur auf einem Zebrastreifen und ein Auto zu malen. So kann eine Verbindung zum Psychoedukationsfilm aus Trainingseinheit 2 hergestellt werden. Eine solche Unfallszene hat einen hohen Wiedererkennungswert bei den Teilnehmenden. Die Teilnehmenden werden zunächst gefragt, was passiert. Nachdem sie die Szene erkannt haben, sollen sie angeben, wie sich die Person mit solchen Gedanken fühlt. Der Teilnehmer mit einer richtigen Antwort darf den Mund in das Gesicht einzeichnen und so das negative Gefühl, beispielsweise Angst oder Traurigkeit, symbolisieren.

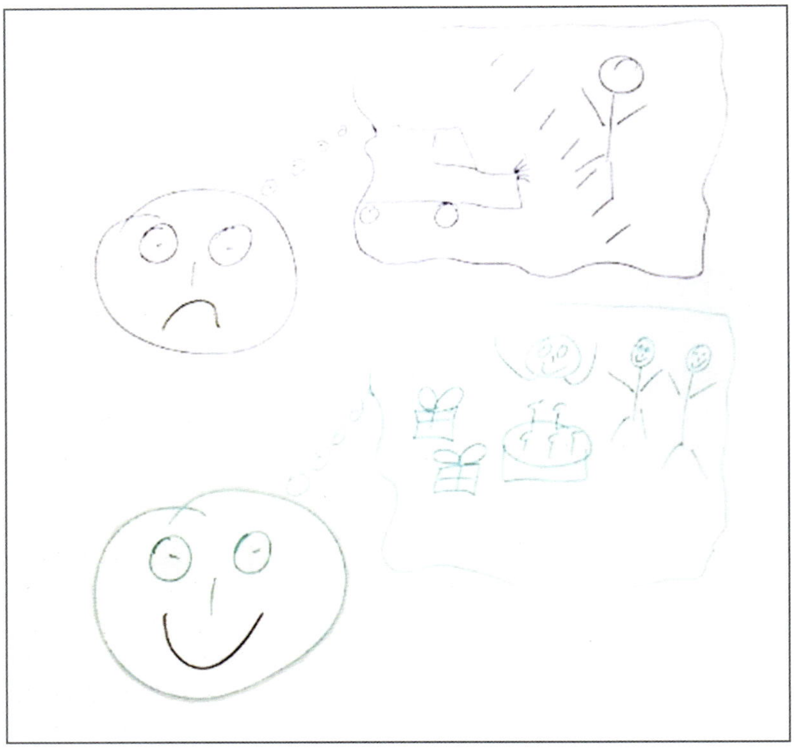

Abbildung 24. Beispiel für die Darstellungen eines negativen und eines positiven Gedankens.

Der Trainer malt anschließend ein zweites Gesicht ohne Mund mit einer Gedankenblase. In die Gedankenblase soll nun ein allgemein positives Ereignis gemalt werden, beispielsweise eine Geburtstagsszene mit lachenden Figuren, Geburtstagstorte und Geschenken. Erfahrungsgemäß wird eine solche Szene kulturübergreifend als ein positives Ereignis aufgefasst. Die Teilnehmenden sollen zunächst beschreiben, was in der Szene passiert. Anschließend werden sie gefragt, wie sich die Person mit solchen Gedanken fühlt. Der Teilnehmer, der ein zutreffendes Gefühl benennt, darf den Mund in das Gesicht einzeichnen und so ein glückliches oder fröhliches Gefühl symbolisieren. Abbildung 24 zeigt ein Beispiel für die Darstellungen von positiven und negativen Gedanken.

Der Trainer malt ein lachendes Gesicht, welches Freude ausdrückt, mit einer Gedankenblase. Die Gedankenblase soll etwa so groß wie ein Din-A 4-Blatt sein. Dann hält der Trainer ein leeres Blatt Papier in diese Blase und fragt die Teilnehmenden, was diese Person denken könnte. Es werden einige Beispiele gesammelt. Die Teilnehmenden erhalten anschließend ein leeres Blatt und Buntstifte. Sie werden aufgefordert, eine positive Erinnerung, einen guten Gedanken zu malen. Hierfür erhalten die Teilnehmenden 10 bis 15 Minuten lang Zeit.

Die TrainerInnen beteiligen sich und malen ebenfalls einen positiven Gedanken. Wenn alle Teilnehmenden mit dem Zeichnen fertig sind, stellt zunächst der Trainer vor der Gruppe sein Bild vor und erklärt in wenigen Worten, was er gemalt hat. Er zeichnet ein fröhliches Gesichts-Symbol an Flipchart oder Whiteboard und sagt beispielsweise: „Bei dem Gedanken habe ich mich glücklich gefühlt“. Anschließend zeigt der Co-Trainer sein Bild der Gruppe und erklärt in wenigen Worten, was er gemalt hat. Auch er malt an Flipchart oder Whiteboard ein fröhliches Gesichtssymbol und sagt, wie er sich bei dem Gedanken gefühlt hat. Reihum folgen die Teilnehmenden. Sie zeigen der Gruppe ihr Bild und sagen kurz etwas dazu – wenn möglich. Dann malen sie ein Gesichts-Symbol an Flipchart oder Whiteboard, welches ihr Gefühl bei dem Gedanken ausdrücken soll. So sollte am Ende ein Bild mit vielen fröhlichen „Smileys“ entstanden sein. Abbildung 25 zeigt zwei Beispiele für positive Gedanken von Trainingsteilnehmenden.

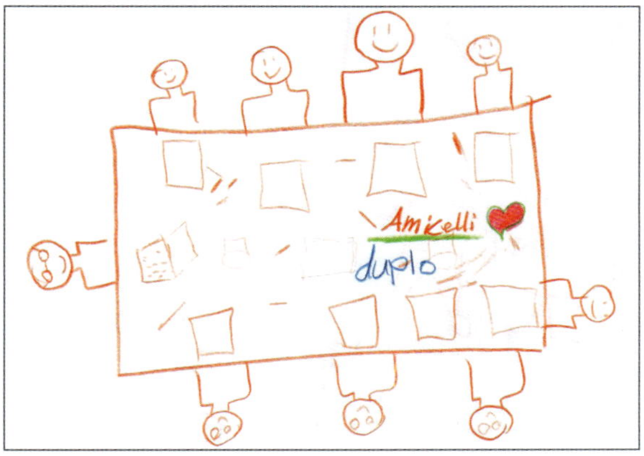

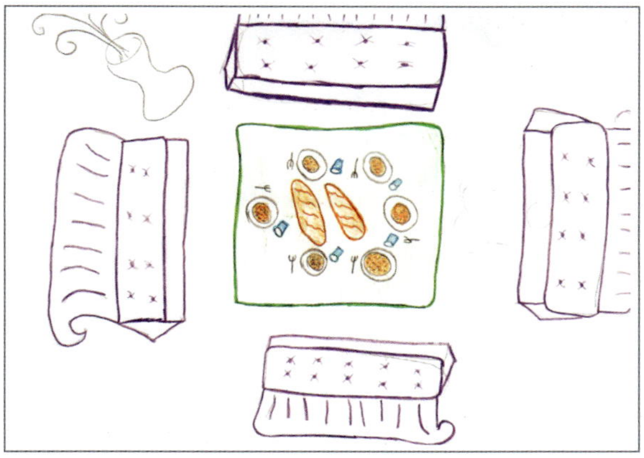

Abbildung 25: Beispiele für positive Gedanken. Links: Eine Teilnehmerin aus Afghanistan hat die Trainingsgruppe gemalt, weil ihr das Training viel Freude bereite. Rechts: Eine Teilnehmerin aus Afghanistan hat sich daran erinnert, wie sie früher mit der Familie beim gemeinsamen Abendessen gesessen habe. Dies sei eine sehr schöne Zeit für sie gewesen.

Der Trainer zeichnet erneut ein Gesicht ohne Mund an Flipchart oder Whiteboard. In die zugehörige Gedankenblase malt er als Symbol für ein positives Ereignis eine positive Wetterlage. Kulturübergreifend wird wohl ein leichter Regen mit Sonne und Regenbogen als „gutes Wetter“ erkannt. Eine sonnige Wetterlage könnte hingegen von einigen Teilnehmenden als eher negativ interpretiert werden. Alternativ kann auch ein „Plus-Zeichen“ als Symbol für ein positives Ereignis eingeführt werden. Erneut darf ein Teilnehmer das zugehörige Gefühl benennen und das Gesicht mit Mund vervollständigen. Anschließend zeichnet der Trainer ein Gesicht ohne Mund und eine Gedankenblase mit unerwünschter Wetterlage. Hierzu bietet sich ein Wirbelsturm mit „bösen“ Gewitterwolken und Blitzen an. Alternativ kann das „Minus-Zeichen“ als Symbol für ein negatives Ereignis verwendet werden. Ein Teilnehmer benennt das zugehörige Gefühl und vervollständigt das Gesichts-Symbol. Der Trainer verdeutlicht den Zusammenhang zwischen Gedanken und Gefühlen. Er stellt heraus, dass gute Gedanken zu positiven Gefühlen und schlechte Gedanken zu negativen Gefühlen führen.

Der Trainer streicht auf der Zeichnung an Flipchart oder Whiteboard den negativen Gedanken (Wirbelsturm oder Minus-Zeichen) demonstrativ durch und schreibt in Großbuchstaben „STOPP“ darunter. Er fragt die Teilnehmenden, wie man schlechte Gedanken stoppen kann und schreibt die richtige Antwort „Skill“ darunter, sobald diese genannt wird. Er macht deutlich, dass durch Skills schlechte Gedanken und somit auch negative Gefühle gestoppt werden können.

8.6 Skill 7: 10 x A

TRAININGSEINHEIT 3: FOLIE 7

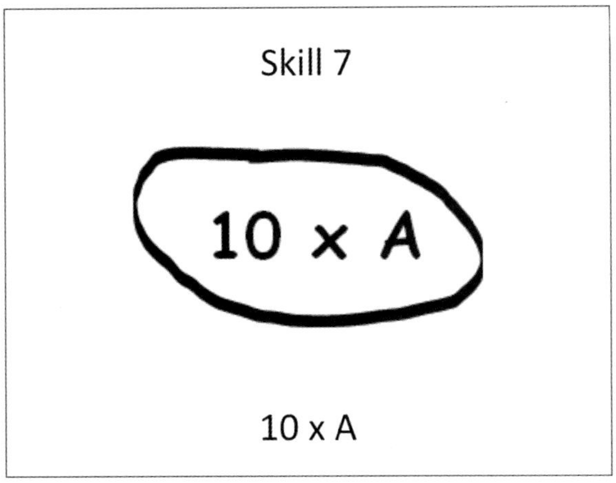

Folie 3/7: Skill 7 „10 x A“

Abbildung 26: Folie 7 aus Trainingseinheit 3.

Der Skill „10 x A“ wird den Teilnehmenden vorgestellt. Die entsprechende Folie der Präsentation wird gezeigt. Die Teilnehmenden sollen 10 Vornamen (alternativ 10 Städte oder 10 deutsche Vokabeln) finden, welche mit dem Buchstaben „A“ beginnen.

Der Trainer erklärt dies mit wenigen Worten und sagt beispielsweise: „Der Skill heißt 10 x A. Wir suchen 10 Namen, die mit A beginnen“. Der Trainer beginnt, nennt einen entsprechenden Namen und schreibt diesen auf Flipchart oder Whiteboard. Der Co-Trainer nennt als nächster einen mit „A“ beginnenden Vornamen, welcher vom Trainer notiert wird. Reihum soll jeder Teilnehmer nun einen Namen nennen, der mit dem Buchstaben „A“ beginnt. Der Trainer notiert alle richtigen Antworten, bis 10 Namen genannt wurden.

Der Teilnehmer, welcher den zehnten Namen genannt hat, darf einen neuen Buchstaben wählen. Es beginnt eine neue Runde mit dem neuen Buchstaben. Reihum nennt wieder jeder Teilnehmer einen Namen, welcher mit dem neuen Buchstaben beginnt, bis zehn Namen gefunden sind.

Insgesamt sollten mindestens drei Durchgänge erfolgen, um das Prinzip des Skills zu verdeutlichen.

Die TrainerInnen weisen anschließend darauf hin, dass die Teilnehmenden diesen Skill als Hausaufgabe üben sollen. Sie können entweder die 10 Namen oder Vokabeln notieren oder einfach im Kopf zählen. Dann lässt sich dieser Skill auch sehr gut unterwegs anwenden.

8.7 Skill 8: „Rückwärts zählen“

TRAININGSEINHEIT 3: FOLIE 8

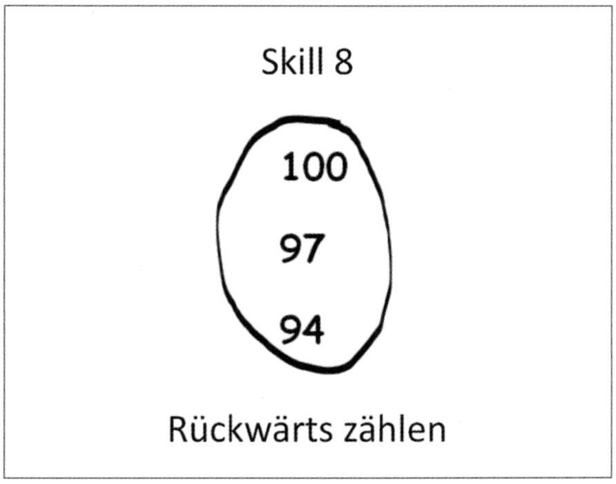

Folie 3/8: Skill 8 „Rückwärts zählen“

Abbildung 27: Folie 8 aus Trainingseinheit 3.

Der Skill „Rückwärts zählen“ wird den Teilnehmenden vorgestellt. Die entsprechende Folie der Präsentation wird gezeigt.

Es sollte mit einem einfachen Beispiel begonnen werden: Von 100 rückwärts zählen. Der Trainer schreibt die Ziffer „100“ an Flipchart oder Whiteboard, darunter „99“. Der Co-Trainer fährt fort und schreibt „98“ darunter. Reihum wird nun rückwärts gezählt, jeder Teilnehmer schreibt die entsprechende Zahl unter die vorausgegangene Ziffer an Flipchart oder Whiteboard. Das Rückwärts zählen wird solange fortgesetzt, bis alle Teilnehmenden mindestens einmal an der Reihe waren und alle das Prinzip verstanden haben. Sofern die Teilnehmenden die Zahlen auf Deutsch oder in einer anderen Sprache benennen können, können sie dies tun. Das Aussprechen der Zahlen ist jedoch nicht obligatorisch.

Es sollten mindestens zwei weitere Durchgänge mit schwierigeren Aufgaben folgen, beispielsweise in 3er-Schritten von 250 rückwärts zählen (250 – 247 – 244...) und in 17er-Schritten von 3765 rückwärts zählen (3765 – 3748 – 3731...).

Wie bei dem Skill „10 x A“ wird darauf hingewiesen, dass als Hausaufgabe die Zahlenreihen auf einem Blatt notiert werden können oder dass die Teilnehmenden einfach im Kopf rückwärts zählen können. Letzteres sollte von den Teilnehmenden im Bett vor dem Schlafen probiert werden. So kann der Skill als Einschlafhilfe wie das „Schäfchen zählen“ genutzt werden.

8.8 Skill 9: „Ei aufstellen“

TRAININGSEINHEIT 3: FOLIE 9

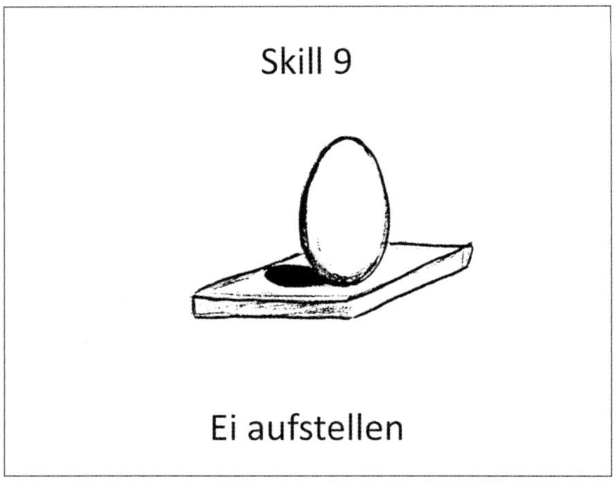

Folie 3/9: Skill 9 „Ei aufstellen“

Abbildung 28: Folie 9 aus Trainingseinheit 3.

Der Skill „Ei aufstellen“ wird den Teilnehmenden vermittelt. Die entsprechende Folie der Präsentation wird gezeigt. Jeder Teilnehmer erhält ein rohes Ei. Teilnehmende und TrainerInnen setzten sich an einen Tisch. Die rohen Hühnereier sollen senkrecht auf der Tischplatte aufgestellt werden, sodass sie ohne Festhalten, ohne Hilfsmittel stehen bleiben. Dies ist mit jedem Hühnerei möglich. Die Übung erfordert Geduld, Konzentration und Geschicklichkeit. Sie bietet ein Erfolgserlebnis bei Gelingen. Jedes erfolgreiche Aufstellen der Teilnehmenden sollte von den TrainerInnen durch Anerkennung verstärkt werden. Den TrainerInnen wird empfohlen, diesen Skill vorab zu üben.

8.9 Besprechung der Diary Card 2

Das Ausfüllen der Diary Card 2 wird wiederholt und mithilfe der Folien 3/10, 3/11 und 3/12 erneut erläutert. Bei der Besprechung soll besonders auf die Teilnehmenden eingegangen werden, welche für die aktuelle Trainingseinheit keine Diary Card ausgefüllt hatten.

TRAININGSEINHEIT 3: FOLIEN 10 bis 12

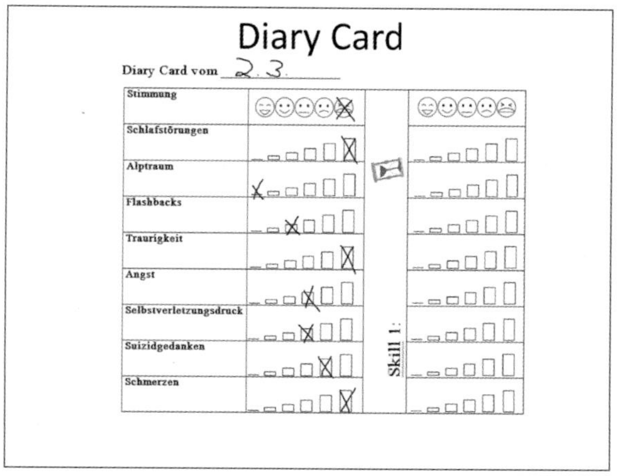

Folie 3/10: Anleitung zum Ausfüllen der Diary Card 2. Stimmung und die Ausprägung der Symptome sollen anhand der Skalen angegeben werden. Das aktuelle Datum wird notiert.

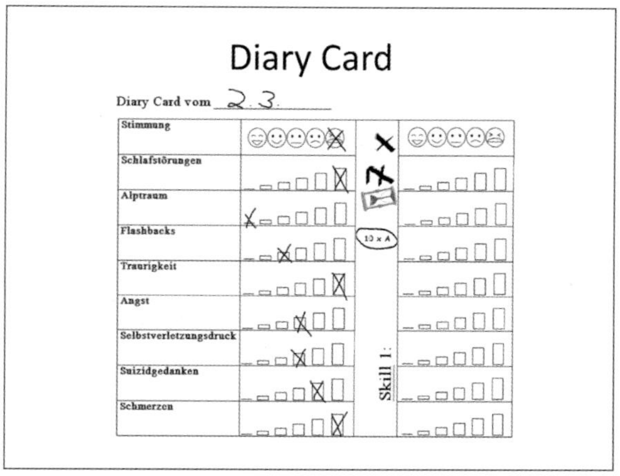

Folie 3/11: Anleitung zum Ausfüllen der Diary Card 2. Ein Skill, z.B. „10xA", wird ausgewählt und das entsprechende Symbol eingeklebt. Die Dauer bzw. Häufigkeit der Skilldurchführung wird notiert.

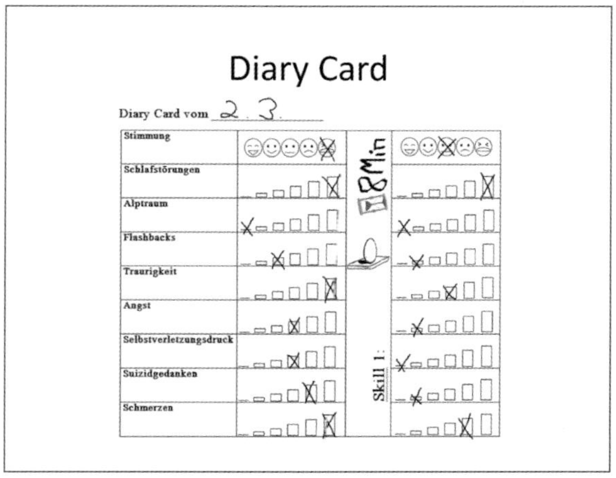

Folie 3/12: Anleitung zum Ausfüllen der Diary Card 2. Nach der Skilldurchführung werden Stimmung und Ausprägung der Symptome erneut anhand der Skalen eingeschätzt.

Abbildung 29: Folien 10 bis 12 aus Trainingseinheit 3.

8.10 Hausaufgaben

Hausaufgabe 1

Die Teilnehmenden sollen täglich einen Skill üben und jeden Tag eine Diary Card ausfüllen. Jeder Teilnehmer erhält hierzu 7 Kopien der Diary Card 2 (Arbeitsblatt 2/2) sowie das Arbeitsblatt 3/1 (Skill-Symbole 3). Gemeinsam mit den TrainerInnen werden auf den Diary Cards die Daten der kommenden sieben Tage eingetragen, um zu verdeutlichen, dass eine Diary Card pro Tag auszufüllen ist.

Hausaufgabe 2

Jeder Teilnehmer soll bis zur nächsten Trainingseinheit einen weiteren positiven Gedanken malen. Zur Erklärung der Hausaufgabe kann sich der Trainer auf die schon fertigen Bilder beziehen und deutlich machen, dass ein zweiter positiver Gedanke gemalt werden soll. Falls die Teilnehmenden zusätzliche Erklärungen benötigen, malt der Trainer erneut ein lachendes Gesicht mit einer Gedankenblase auf das Whiteboard oder zeigt erneut das entsprechende Bild auf der Flipchart. Der Trainer hält erneut ein Din-A 4-Blatt in die Gedankenblase und teilt an jeden Teilnehmer ein Blatt aus.

8.11 Stimmungsbild und Verabschiedung

Zum Abschluss wird erneut die Stimmungs-Skala gezeigt (Folie 3/13). Jeder Teilnehmer soll auf der Stimmungs-Skala der Präsentation zeigen, wie seine Stimmung am Ende der Trainingseinheit ist. Die TrainerInnen beginnen und zeigen auf die Symbole, welche ihre Stimmungen am besten ausdrücken. Es folgen die Teilnehmenden. Diese können reihum ihre Stimmung zeigen oder sich erneut den kleinen Ball zuwerfen und so eine Reihenfolge festlegen. TrainerIn und Co-TrainerIn sollten auf positive Stimmungsveränderungen im Verlauf der Trainingseinheit achten und diese Veränderungen positiv kommentieren.

Die TrainerInnen verabschieden die Teilnehmenden und erinnern an den nächsten Termin. Es kann hilfreich sein, den Teilnehmenden eine Notiz mit Datum und Uhrzeit des nächsten Termins auszuhändigen.

ARBEITSBLATT ZU TRAININGSEINHEIT 3

Arbeitsblatt 3/1: Skill-Symbole 3

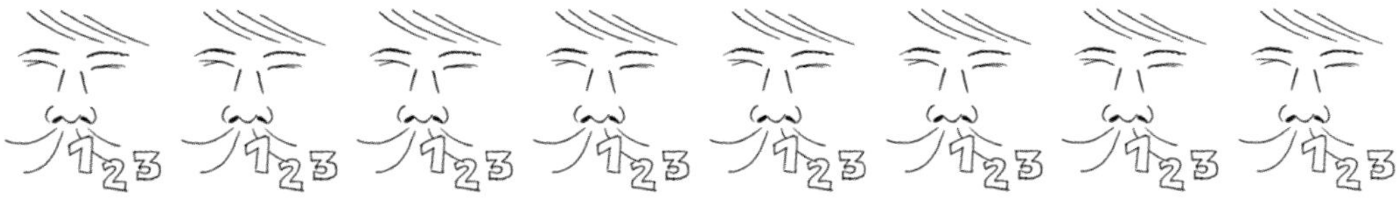

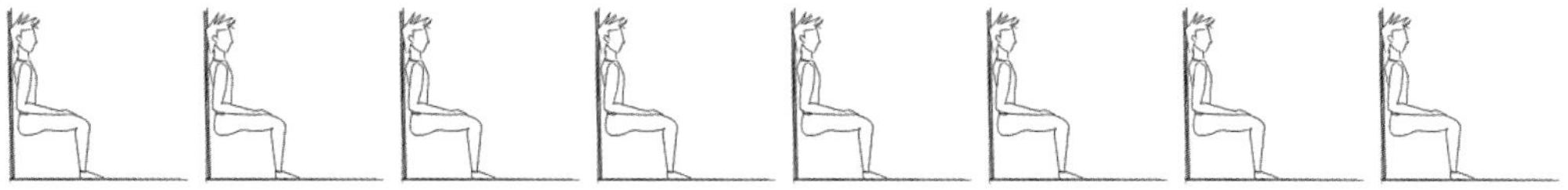

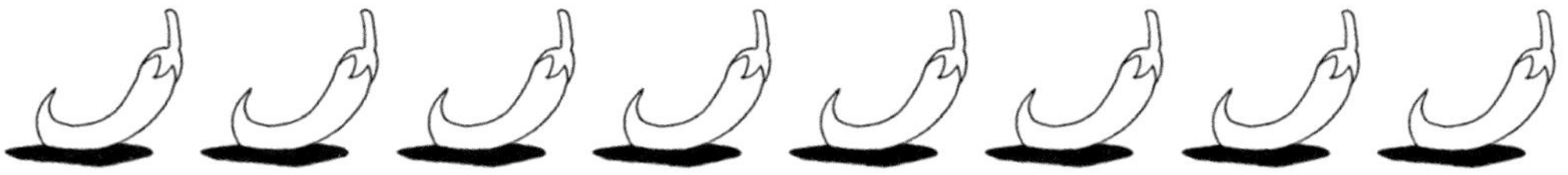

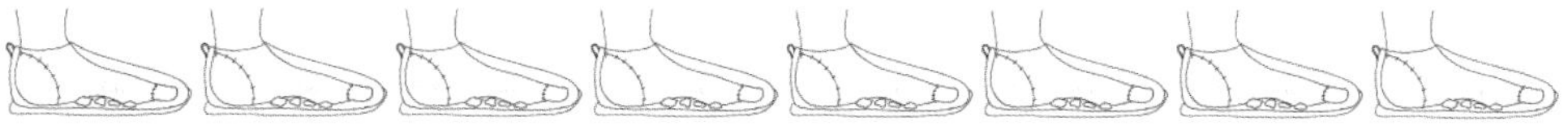

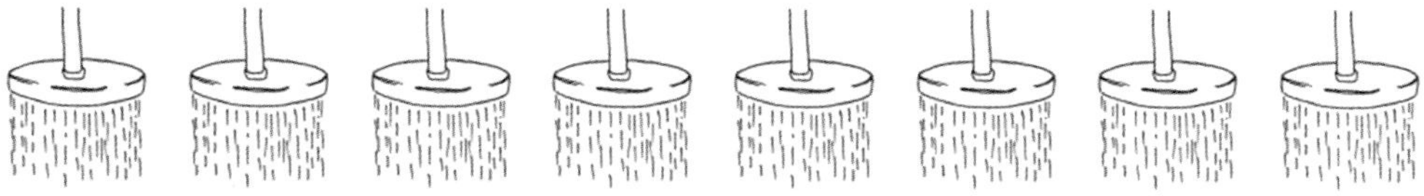

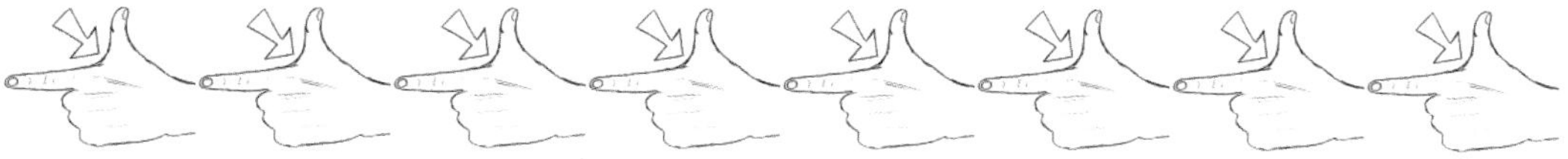

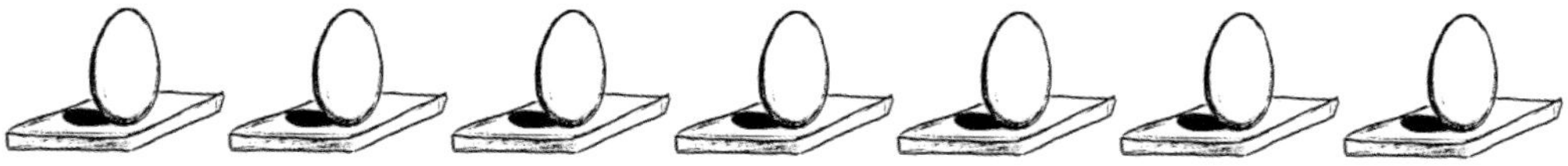

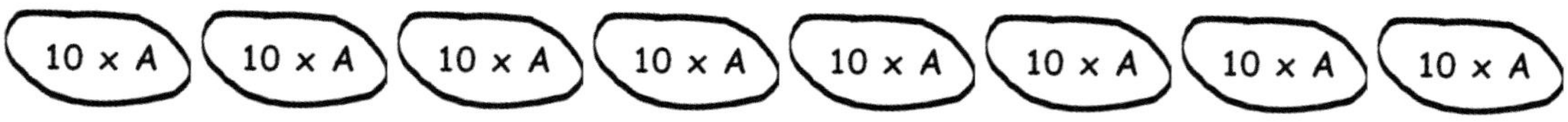

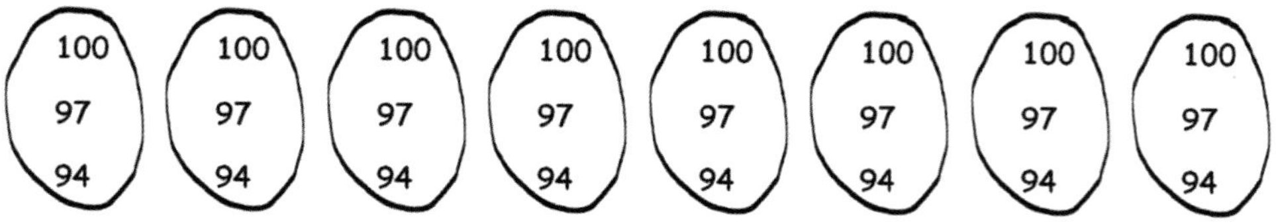

TRAININGSEINHEIT 4

9. TRAININGSEINHEIT 4: ZEITPERSPEKTIVEN

Ziele der Trainingseinheit:

Die Teilnehmenden lernen die Unterscheidung zwischen den drei Zeitzonen Vergangenheit, Gegenwart und Zukunft. Gemäß der Zeit-Perspektiven-Therapie nach Zimbardo sollen die Teilnehmenden lernen, dass es zu jeder Zeitzone gute und schlechte Erinnerungen bzw. Gedanken gibt. Durch Wiederholung des Modells zum Zusammenhang zwischen Gedanken und Gefühlen wird verdeutlicht, dass bei Gedanken an negative Ereignisse auch negative Gefühle und bei Gedanken an positive Ereignisse positive Gefühle entstehen. Da die meisten Menschen mit Traumafolgestörungen einen negativen Blick auf ihre Vergangenheit haben, sollen sie ein positives Ereignis aus der Vergangenheit malen. Der Skill „5x5" wird vermittelt. Die erweiterte Diary Card 3 wird eingeführt.

Benötigte Materialien:

- Präsentation zu Trainingseinheit 4
- Arbeitsblatt 2/1 (Skill-Skala)
- Arbeitsblatt 3/1 (Skill-Symbole 3)
- Diary Card 3 (Arbeitsblatt 4/1; 7 Kopien für jeden Teilnehmer)
- Arbeitsblatt 4/2 (Skill-Symbole 4)
- Kleiner Ball
- Klebstift, Schere
- 5 Nahrungsmittel zum Schmecken (z. B. Schokoriegel, Banane, Rohkost, Bonbon, salziger Keks)
- 5 Dinge zum Riechen (z. B. Klebstift, Bittermandel, Honig, Zimtstange, Teebeutel)
- Papier und Buntstifte
- Süßigkeiten zur Belohnung (optional)

9.1 Begrüßung und Stimmungsbild

TrainerIn und Co-TrainerIn begrüßen alle Teilnehmenden zum Training.

Die Präsentation zu Trainingseinheit 4 wird gestartet und Folie 4/1 (Stimmungs-Skala) gezeigt. Wie bereits in den vorausgegangenen Trainingseinheiten soll jeder Teilnehmer auf der projizierten Skala zeigen, wie er sich aktuell fühlt.

9.2 Aktivierende Achtsamkeitsübung: Stühle weitergeben

Bei dieser Übung sollen gekippte Stühle reihum übergeben werden, ohne dass die Stühle zu Boden fallen.

Teilnehmende und TrainerInnen stellen sich in einem Kreis auf. Jede Person hat einen Stuhl vor sich. Die Rückenlehne des Stuhls wird von jedem mit der rechten Hand festgehalten. Der Stuhl wird so weit nach vorne (zum Kreisinneren) gekippt, dass er umfallen würde, wenn man ihn losließe. Da die linke Hand nicht als Hilfe benutzt werden soll, werden alle Personen aufgefordert, ihre linke Hand in die linke Hosentasche zu stecken. TrainerIn und Co-TrainerIn stehen nebeneinander und demonstrieren die Übung. Hierzu lässt der Co-Trainer seinen Stuhl ohne Berührung stehen. Der Trainer lässt seinen gekippten Stuhl los und greift mit der rechten Hand zum Stuhl des Teilnehmers links neben ihm. Der Co-Trainer muss den freigegebenen Stuhl des Trainers mit der rechten Hand ergreifen, bevor der Stuhl zu Boden fällt. Nach der Demonstration kehren TrainerIn und Co-TrainerIn zu ihren Stühlen zurück. Alle kippen den Stuhl zum

Kreisinneren und halten ihn mit der rechten Hand fest. Dann beginnt der Trainer die Übung, lässt seinen Stuhl los und greift den nächsten. Der Co-Trainer lässt seinen Stuhl los, versucht den Stuhl des Trainers zu erreichen, bevor dieser umfällt usw.

Die Übung sollte erst beendet werden, wenn mindestens sieben Wechsel ohne Fallen eines Stuhls erreicht wurden. Die TrainerInnen müssen darauf achten, dass die Stühle immer so gekippt stehen, dass sie auch tatsächlich umfallen können. Zudem sollte darauf geachtet werden, dass alle Teilnehmenden nur ihre rechte Hand benutzen.

9.3 Besprechung der Hausaufgaben

Nachdem die Teilnehmenden wieder Platz genommen haben, werden sie von den TrainerInnen aufgefordert, ihre Hausaufgaben vorzuzeigen. Reihum sollen die Teilnehmenden ihre Diary Cards 2 den TrainerInnenn und anderen Teilnehmenden zeigen. Die TrainerInnen sollten hier die Einübung von Skills und das Protokollieren der Stimmung durch Lob verstärken. Die TrainerInnen sollten gezielt schauen, ob sich die Stimmung und die Symptome durch die Skills verbessert haben und die Teilnehmenden auf solche Verbesserungen aufmerksam machen. Wenn ein Teilnehmer Schwierigkeiten hatte, die Diary Card zu bearbeiten, sollten die TrainerInnen das Ausfüllen der Diary Card erneut erklären und falls nötig erneut die Kurzfilme zur Erklärung der Symptome zeigen.

Falls ein Teilnehmer seine Diary Card vergessen hat, sollte ihm eine Kopie aus Trainingseinheit 2 mit den muttersprachlichen Begriffen ausgehändigt werden, damit er der Besprechung besser folgen kann.

Nach Besprechung der Diary Card sollen die Teilnehmenden ihre Zeichnungen der positiven Gedanken zeigen und kurz erläutern, was sie gemalt haben. Die TrainerInnen sollten nachfragen, wie sich die Teilnehmenden beim Zeichnen der Gedanken gefühlt haben.

9.4 Ergänzung der Skill-Skala

Das **Arbeitsblatt 2/1 (Skill-Skala)** aus Trainingseinheit 2 wird ergänzt. Die TrainerInnen zeigen das Arbeitsblatt und bitten die Teilnehmenden, ihr Exemplar vorzuzeigen. Wenn ein Teilnehmer seine Skill-Skala vergessen hat, wird ihm eine Kopie seiner Skala ausgehändigt. Der Trainer ergänzt zunächst seine eigene Skill-Skala. Er verwendet die ausgeschnittenen Skill-Symbole für „10 x A“, „Rückwärts zählen“ und „Ei aufstellen“ von **Arbeitsblatt 3/1 (Skill-Symbole 3)** und ordnet sie auf der Skill-Skala an. Er erläutert das Vorgehen in einfachen Worten, wie bereits in der vorausgegangenen Trainingseinheit. Anschließend demonstriert der Co-Trainer das Vorgehen anhand seiner persönlichen Skill-Skala und klebt die drei Skill-Symbole ein.

Reihum soll anschließend jeder Teilnehmer vor der Gruppe die Symbole für die drei Skills auf der Skill-Skala anordnen und einkleben.

Die Arbeitsblätter werden anschließend von den TrainerInnen eingesammelt, später kopiert und wieder an die Teilnehmenden ausgehändigt.

9.5 Zeitperspektiven

Der Trainer erläutert die drei Zeitzonen Vergangenheit, Gegenwart und Zukunft an Flipchart oder Whiteboard. Er zeichnet eine Zeitskala und trägt in die Mitte das aktuelle Datum ein. Er fragt die Teilnehmenden, wie man diese Zeit nennt. Die richtigen Antworten der Teilnehmenden, auch englische oder französische Begriffe, sollten unter das Datum geschrieben werden, beispielsweise „Jetzt", „Heute", „Gegenwart". Links neben das aktuelle Datum trägt der Trainer dann das Datum des Vortages und Jahreszahlen vorausgegangener Jahre auf der Zeitachse ein. Die Teilnehmenden werden erneut gefragt, wie man diese Zeiten nennt, richtige Begriffe wie „Vergangenheit", „Früher" oder „Past" werden darunter notiert. Entsprechend werden rechts vom aktuellen Datum das Datum des nächsten Tages sowie zukünftige Jahreszahlen auf der Zeitachse eingetragen und von den Teilnehmenden genannte Begriffe wie „Zukunft", „Future", „Bald" darunter notiert.

Der Trainer erläutert zusammenfassend, dass es drei verschiedene Zeitzonen gibt. Er malt ein Gesichtssymbol ohne Mund mit Gedankenblasen in die Vergangenheitszone und einen Wirbelsturm bzw. ein Minus-Zeichen (wie in Trainingseinheit 3) in die Gedankenblase. Er erläutert, dass er oft an schlechte Dinge in der Vergangenheit denke und sich dann schlecht fühle. Er ergänzt den entsprechenden Mund im Gesichtssymbol. Der Co-Trainer fährt fort und malt ebenfalls ein Gesichtssymbol zunächst ohne Mund in die Zukunft mit einem Symbol für gutes Wetter bzw. ein Plus-Zeichen in der Gedankenwolke. Er erläutert, dass er oft an gute Dinge in der Zukunft denke und sich dann gut fühle. Er ergänzt den entsprechenden Mund im Gesichtssymbol.

Reihum werden die Teilnehmenden gefragt, an welche Zeit sie besonders oft denken und ob sie eher an gute oder eher an schlechte Ereignisse in dieser Zeit denken. Die Teilnehmenden sollen das Gesichtssymbol mit Gedankenwolke und dem zugehörigen Bildsymbol in die betreffende Zeitzone einzeichnen.

Der Trainer erläutert zusammenfassend, dass es in jeder Zeitzone positive und negative Ereignisse gibt. Anschließend soll jeder Teilnehmer ein positives Ereignis aus seiner Vergangenheit malen. Hierzu erhalten die Teilnehmenden Stifte und Papier.

Zur besseren Verständlichkeit der Aufgabe kann der Trainer ein Blatt Papier auf eine Gedankenwolke mit Plus-Zeichen in der Vergangenheitszone halten und exemplarisch ein positives Ereignis auf das Bild malen. Hierzu bieten sich besonders Ereignisse mit der Familie an, beispielsweise Familienfeiern, Geburt eines neuen Familienmitgliedes, gemeinsamer Ausflug etc.

Für das Malen eines positiven Lebensereignisses erhalten die Teilnehmenden 10 bis 15 Minuten lang Zeit. Da erfahrungsgemäß viele Teilnehmenden das Negative in der Vergangenheit fokussieren, sollten die TrainerInnen schon kurz nach Beginn der Aufgabe reihum die Zeichnungen der Teilnehmenden betrachten und sofort intervenieren, falls deutlich wird, dass kein positives Ereignis gemalt wird. Die Aufgabenstellung sollte ggf. wiederholt werden. Abbildung 30 zeigt ein Beispiel für ein positives Ereignis aus der Vergangenheit.

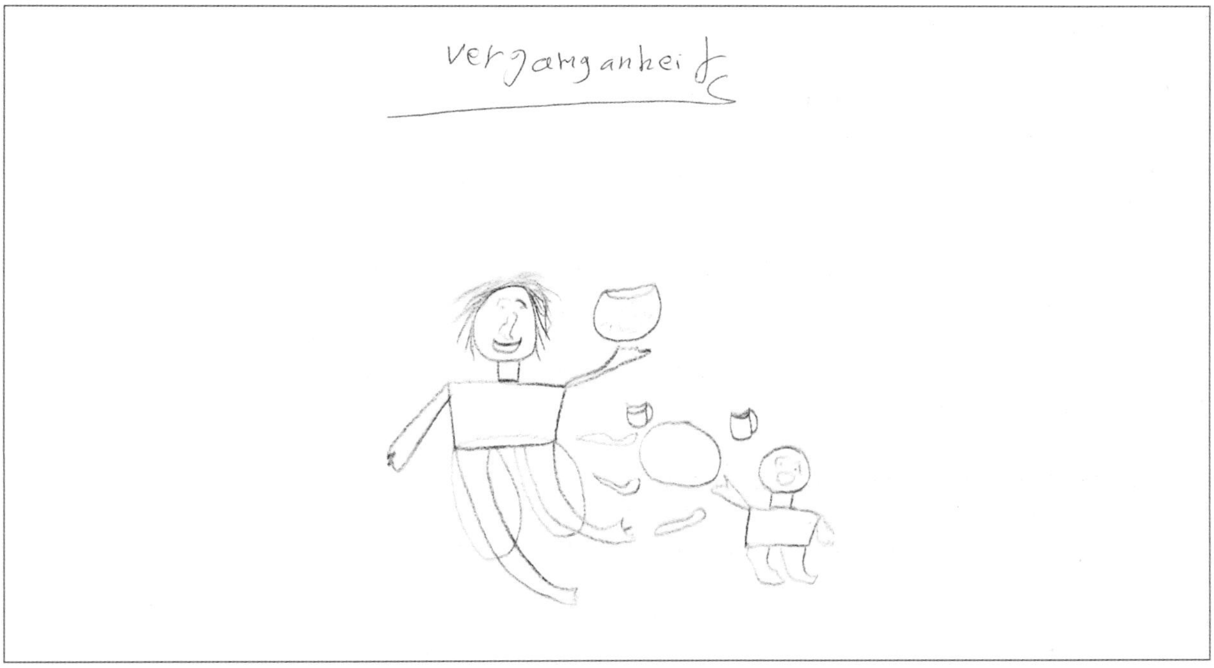

Abbildung 30: Bild eines minderjährigen Flüchtlings aus Afghanistan. Dieser behauptete zunächst, dass er in seinem Leben noch nie etwas Positives erlebt habe. Die anderen Teilnehmenden der Gruppe stellten ihm hierauf ihre positiven Erfahrungen vor und fragten, ob er ähnliche Erfahrungen gemacht habe. Schließlich malte der Teilnehmer dieses Bild, das zeigt, wie seine mittlerweile verstorbene Mutter ihm seine Lieblingsspeise gekocht habe, als er noch ein Kind gewesen sei. Der Teilnehmer machte anschließend deutlich, wie wichtig es für ihn sei, dass er diese wertvolle Erinnerung wieder für sich entdeckt habe.

Wenn alle Teilnehmenden fertig sind, werden sie reihum von den TrainerInnen gefragt, ob sie ihr Bild zeigen möchten. Falls ja, sollen sie kurz beschreiben, was sie gemalt haben. Der Trainer fragt die Teilnehmenden, wie sie sich fühlen, wenn sie an dieses Ereignis denken.

Zur Wiederholung des Zusammenhangs zwischen Gedanken und Gefühlen fasst der Trainer erneut zusammen, dass es in jeder Zeitzone positive und negative Ereignisse gibt. Zur Verdeutlichung zeigt er auf Flipchart oder Whiteboard, dass es in jeder Zeitzone Regenbogen und Wirbelstürme bzw. Plus- und Minus-Zeichen gibt. Falls noch nicht vorhanden, zeichnet er die fehlenden Symbole in den Zeitzonen ein. Er wiederholt, dass negative Gedanken/Erinnerungen mit negativen Gefühlen und positive Erinnerungen/Gedanken mit positiven Gefühlen einhergehen.

9.6 Skill 10: 5 x 5

TRAININGSEINHEIT 4: FOLIE 2

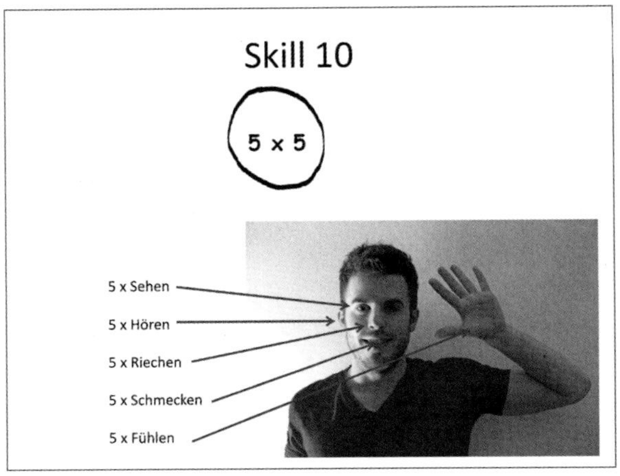

Folie 4/2: Skill 10 „5 x 5“

Abbildung 31: Folie 2 aus Trainingseinheit 4

Der Skill „5 x 5“ wird den Teilnehmenden vorgestellt. Die entsprechende Folie der Präsentation wird gezeigt. Die Teilnehmenden sollen jeweils fünf Dinge sehen, hören, riechen, schmecken und mit den Händen fühlen. Sie sollen sich also auf ihre Umwelt konzentrieren und bewusst mit ihren fünf Sinnen wahrnehmen. So sollen sie sich von negativen Gedanken ablenken.

Zunächst soll jeder Teilnehmer fünf Dinge nennen, die er gerade sieht. Der Trainer beginnt und sagt beispielsweise: „Ich sehe fünf Dinge mit meinen Augen“. Er zählt fünf Dinge auf und zählt mit seinen Fingern demonstrativ mit. Anschließend folgt der Co-Trainer und nennt fünf Dinge. Der Trainer zählt erneut demonstrativ mit den Fingern mit. Es folgen die Teilnehmenden reihum und nennen jeweils fünf Dinge, die sie sehen, oder zeigen, was sie sehen.

Anschließend soll jeder Teilnehmer fünf Dinge nennen, die er hört. Der Trainer leitet dies ein und macht deutlich, dass sich alle darauf konzentrieren sollen, was sie hören. Der Trainer gibt hierzu ca. 30 Sekunden lang Zeit. In dieser Zeit sollen sich die Teilnehmenden ruhig verhalten. Der Trainer beginnt erneut und zählt fünf Dinge auf, die er gehört hat. Er kann hierzu die Begriffe nennen oder die Geräusche imitieren. Es folgen der Co-Trainer und anschließend die Teilnehmenden.

Die Gegenstände zum Riechen (z. B. Klebstift, Bittermandel, Honig, Zimtstange, Teebeutel) werden an die Teilnehmenden verteilt. Ein Teilnehmer erhält beispielsweise den Klebstift, ein anderer Teilnehmer ein Glas mit Honig usw. Die Teilnehmenden sollen sich Zeit nehmen, an den Gegenständen zu riechen. Die Gegenstände werden dann an den Nachbarn weitergereicht. Wenn jeder Teilnehmer alle fünf Gegenstände hatte, fragt der Trainer jeden Teilnehmer, welchen Gegenstand er am liebsten mochte.

Die Nahrungsmittel zum Schmecken (z. B. Schokoriegel, Banane, Rohkost, Bonbon, salziger Keks) werden nacheinander verteilt. Beispielsweise erhält jeder Teilnehmer zunächst einen Keks. Nachdem jeder seinen Keks gegessen hat, erhält jeder ein Stück Banane usw. Nachdem die Teilnehmenden alle Nahrungsmittel gekostet haben, fragt der Trainer jeden Teilnehmer, was ihm am besten geschmeckt hat.

Es sollten möglichst Nahrungsmittel ausgewählt werden, die von allen Teilnehmenden gegessen werden können. So sind Fruchtgummis beispielsweise eine schlecht Wahl, da viele Menschen muslimischen Glaubens keine Gelatine essen.

Schließlich soll jeder Teilnehmer fünf Gegenstände mit seinen Händen fühlen. Trainer und Co-Trainer demonstrieren die Aufgabe. Sie können beispielsweise ihre Kleidung befühlen, unterschiedliche Materialien des Stuhls, auf dem sie sitzen. Die Trainer sollten auch im Raum umhergehen und verschiedene Dinge befühlen.

Dabei sollten sie demonstrativ mit den Fingern mitzählen, bis sie fünf Gegenstände berührt haben. Die Teilnehmenden werden aufgefordert, dies ebenfalls zu tun. Anschließend werden die Teilnehmenden befragt, was sich für sie am besten angefühlt hat.

9.7 Einführung der Diary Card 3

Die **Diary Card 3 (Arbeitsblatt 4/1)** wird an die Teilnehmenden verteilt. Folie 4/3 der Präsentation wird gezeigt. Die Teilnehmenden sollen das aktuelle Datum in der Diary Card eintragen. Folie 4/4 wird gezeigt. Es wird erläutert, dass ab jetzt täglich zwei Skills eingeübt und in der Diary Card 3 eingetragen werden sollen. Die Teilnehmenden sollen die Stimmung und die Ausprägung typischer Symptome vor dem Skill, nach dem ersten Skill und nach dem zweiten Skill eintragen. Durch Einkleben des entsprechenden Symbols sollen die Teilnehmenden festhalten, welche Skills sie angewandt haben. Die Zeitdauer des Skills bzw. die Häufigkeit ist neben dem Uhrsymbol einzutragen.

TRAININGSEINHEIT 4: FOLIEN 3 bis 4

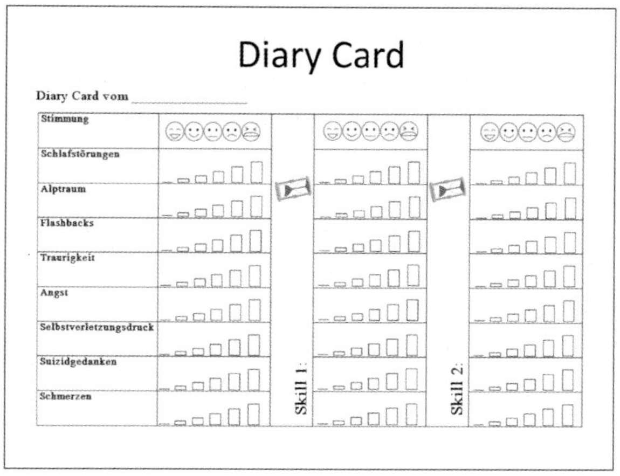

Folie 4/3: Vorstellung der Diary Card 3. Es sollen täglich zwei Skills trainiert werden.

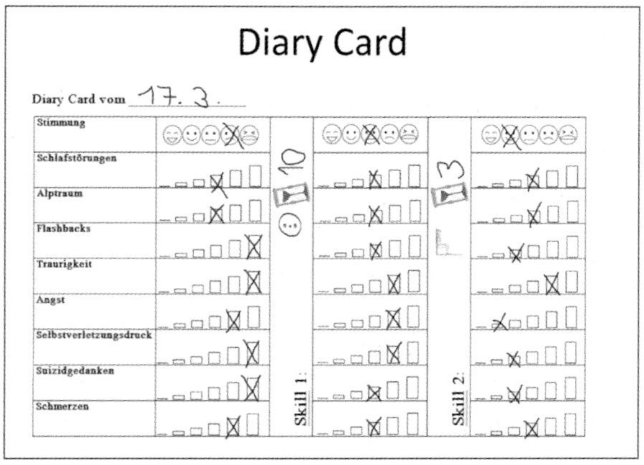

Folie 4/4: Anleitung zum Ausfüllen der Diary Card 3. Vor und nach den Skills werden Stimmung und die Ausprägung der Symptome anhand der Skalen eingeschätzt.

Abbildung 32: Folien 3 bis 4 aus Trainingseinheit 4.

9.8 Hausaufgaben

Hausaufgabe 1

Die Teilnehmenden sollen täglich zwei Skills üben und jeden Tag eine Diary Card 3 ausfüllen. Jeder Teilnehmer erhält hierzu **7 Kopien der Diary Card 3 (Arbeitsblatt 4/1)** sowie das **Arbeitsblatt 4/2 (Skill-Symbole 4)**. Gemeinsam mit den TrainerInnen werden auf den Diary Cards die Daten der kommenden sieben Tage eingetragen, um zu verdeutlichen, dass eine Diary Card pro Tag auszufüllen ist.

Hausaufgabe 2

Jeder Teilnehmer soll bis zum nächsten Termin ein weiteres positives Ereignis aus der Vergangenheit malen. Zur Erklärung der Hausaufgabe kann sich der Trainer auf die gemalten Bilder beziehen und deutlich machen, dass ein zweites positives Lebensereignis gemalt werden soll. Falls die Teilnehmenden zusätzliche Erklärungen benötigen, benutzt der Trainer hierzu die vorhandenen Skizzen auf Flipchart oder Whiteboard.

9.9 Stimmungsbild und Verabschiedung

Zum Abschluss wird erneut die Stimmungs-Skala gezeigt (Folie 4/5). Jeder Teilnehmer soll auf der Stimmungs-Skala der Präsentation zeigen, wie seine Stimmung am Ende der Trainingseinheit ist. Die TrainerInnen beginnen und zeigen auf die Symbole, welche ihre Stimmungen am besten ausdrücken. Es folgen die Teilnehmenden. Diese können reihum ihre Stimmung zeigen oder sich erneut den kleinen Ball zuwerfen und so eine Reihenfolge festlegen. TrainerIn und Co-TrainerIn sollten auf positive Stimmungsveränderungen im Verlauf der Trainingseinheit achten und diese Veränderungen positiv kommentieren.

Die TrainerInnen verabschieden die Teilnehmenden und erinnern an den nächsten Termin. Es kann hilfreich sein, den Teilnehmenden eine Notiz mit Datum und Uhrzeit des nächsten Termins auszuhändigen.

ARBEITSBLÄTTER ZU TRAININGSEINHEIT 4

Arbeitsblatt 4/1: Diary Card 3

Diary Card vom ________________

Stimmung		Skill 1:		Skill 2:	
Schlafstörungen					
Alptraum					
Flashbacks					
Traurigkeit					
Angst					
Selbstverletzungsdruck					
Suizidgedanken					
Schmerzen					

Arbeitsblatt 4/2: Skill-Symbole 4

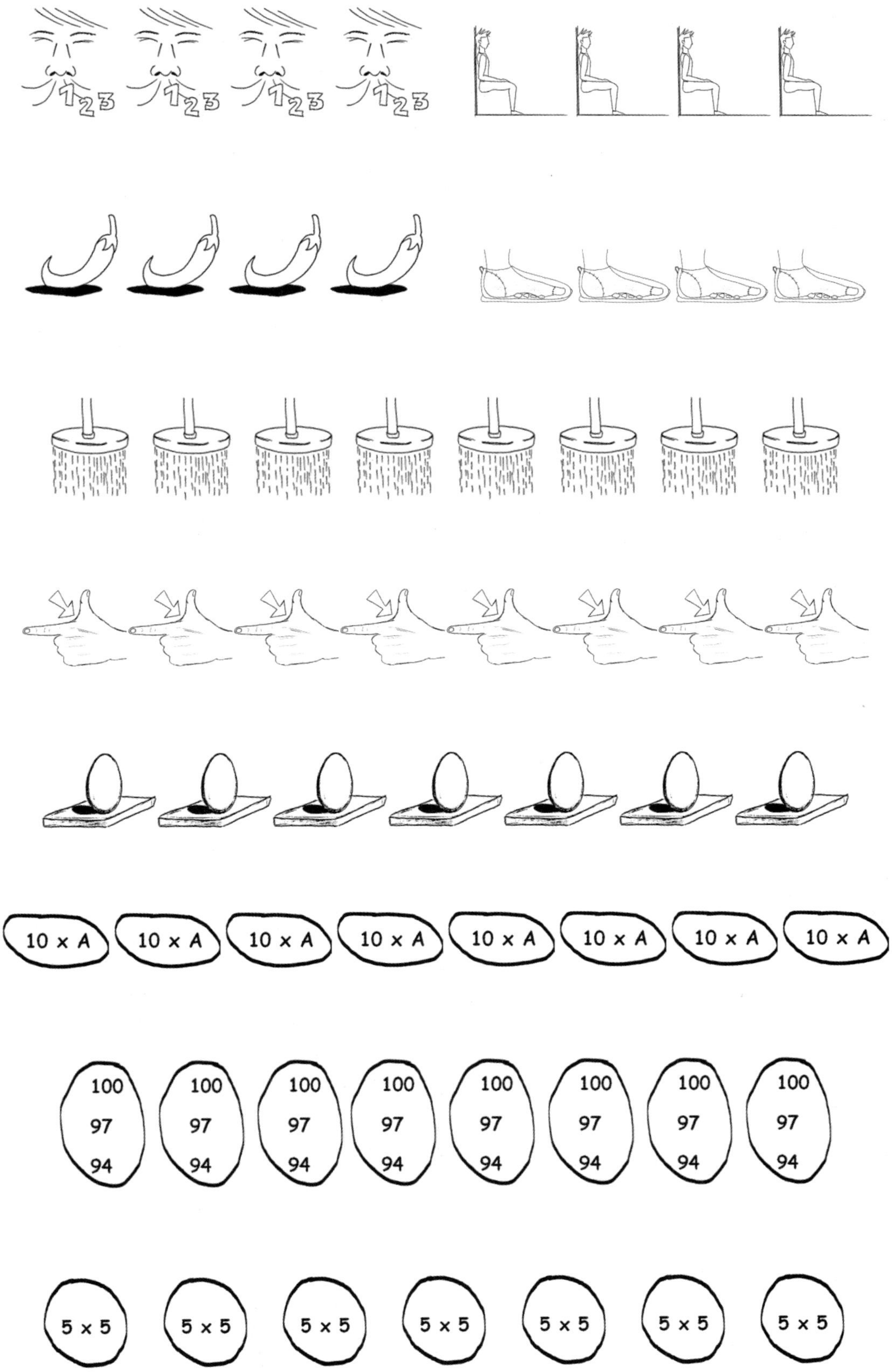

TRAININGSEINHEIT 5

10. TRAININGSEINHEIT 5: PERSPEKTIVWECHSEL UND EIGENE RESSOURCEN

Ziele der Trainingseinheit:

Das Zeitzonen-Modell wird wiederholt. Die Teilnehmenden sollen positive Ereignisse/Gedanken zu den Zeitzonen Gegenwart und Zukunft malen. Auf diese Weise sollen sie zu einem zeitlichen Perspektivwechsel angeregt werden. Die Aufmerksamkeit soll auf aktuelle angenehme Erfahrungen gelenkt und auf eine positive Zukunftsperspektive gerichtet werden. Hierbei wird erneut der Zusammenhang zwischen Gedanken und Gefühlen dargestellt. Die Teilnehmenden sollen eigene Stärken sammeln. Dadurch sollen eigene Ressourcen wieder bewusst und reaktiviert werden. Der Skill „Positive Aktivität“ wird eingeführt.

Benötigte Materialien:

- Präsentation zu Trainingseinheit 5
- Arbeitsblatt 2/1 (Skill-Skala)
- Arbeitsblatt 4/2 (Skill-Symbole 4)
- Diary Card 3 (Arbeitsblatt 4/1; 7 Kopien für jeden Teilnehmer)
- Arbeitsblatt 5/1 (Skill-Symbole 5)
- Kleiner Ball
- Klebstift, Schere
- Papier und Buntstifte
- Süßigkeiten zur Belohnung (optional)

10.1 Begrüßung und Stimmungsbild

TrainerIn und Co-TrainerIn begrüßen alle Teilnehmenden zum Training.

Die Präsentation zu Trainingseinheit 5 wird gestartet und Folie 5/1 (Stimmungs-Skala) gezeigt. Wie bereits in den vorausgegangenen Einheiten soll jeder Teilnehmer auf der projizierten Skala zeigen, wie er sich aktuell fühlt. Die Teilnehmenden werden zudem angeregt, ihre Stimmung differenziert zu beschreiben. Hierzu kann Bezug auf Arbeitsblatt 1/1 (Gefühle) genommen werden. TrainerIn und Co-TrainerIn demonstrieren dies, indem sie ihre Stimmung auf der Stimmungs-Skala zeigen und ihre aktuelle Gefühlslage benennen; sie zeigen das entsprechende Gefühl auf Arbeitsblatt 1/1. Die Teilnehmenden werden aufgefordert, dies ebenfalls zu tun.

10.2 Aktivierende Achtsamkeitsübung: „Klatscher weitergeben“ – Level 2

Die aktivierende Achtsamkeitsübung „Klatscher weitergeben“ wurde bereits in Trainingseinheit 2 eingeführt. Sie wird nun mit einer Steigerung der Schwierigkeit wiederholt.

Teilnehmende und TrainerInnen setzen sich in einen Stuhlkreis. Zunächst wird die Übung „Klatscher weitergeben“ – Level 1 – wiederholt. Alle klatschen nacheinander reihum einmal in die Hände. Der Trainer beginnt, der Co-Trainer setzt die Reihe fort. Nach der ersten Runde erklärt der Trainer durch wenige Worte und Gestik, dass ein Richtungswechsel erfolgt, wenn jemand zweimal in die Hände klatscht. Wenn die TrainerInnen das Gefühl haben, dass alle Teilnehmenden das Spielprinzip verstanden haben, wird die Schwierigkeit erhöht: Wenn jemand zweimal in die Hände klatscht, erfolgt ein Richtungswechsel; zusätzlich wird mit den Händen auf die Oberschenkel geklopft anstatt in die Hände zu klatschen. Klopft jemand zweimal auf die Oberschenkel, erfolgt erneut ein Richtungswechsel und es wird wieder in die Hände geklatscht. Die TrainerInnen sollten dies exemplarisch demonstrieren und anschließend bei jedem „Fehler“ einhaken und korrigieren. Wenn die TrainerInnen das Gefühl haben, dass alle Teilnehmenden das Spielprinzip verstanden haben, kann ein kleiner Wettbewerb gestartet werden: Teilnehmende, die einen Fehler machen, müssen die Hände auf den Rücken nehmen und dürfen am aktuellen Spiel nicht mehr teilnehmen. SiegerInnen sind die beiden Teilnehmende, die am Ende noch im Spiel sind.

10.3 Besprechung der Hausaufgaben

Reihum sollen die Teilnehmenden ihre Diary Card 3 den TrainerInnen und anderen Teilnehmenden zeigen. Die TrainerInnen sollten hier die Einübung von Skills und das Protokollieren der Stimmung durch Lob verstärken. Die TrainerInnen sollten gezielt schauen, ob sich die Stimmung durch die Skills verbessert hat und Symptome einer Traumafolgestörung durch den Einsatz von Skills verringert werden konnten. Solche Verbesserungen sollten hervorgehoben und allen Teilnehmenden gezeigt werden, um auf die Wirksamkeit der Skills aufmerksam zu machen. Wenn ein Teilnehmer Schwierigkeiten hatte, die erweiterte Diary Card zu bearbeiten, sollten die TrainerInnen das Ausfüllen der Diary Card erneut erklären und hierzu richtig ausgefüllte Exemplare von anderen Teilnehmenden heranziehen.

Nach Besprechung der Diary Card sollen die Teilnehmenden ihre Zeichnungen der positiven Ereignisse in der Vergangenheit zeigen und kurz erläutern, was sie gemalt haben. Die TrainerInnen sollten nachfragen, wie sich die Teilnehmenden beim Zeichnen der Gedanken gefühlt haben.

10.4 Ergänzung der Skill-Skala

Das Arbeitsblatt 2/1 (Skill-Skala) aus Trainingseinheit 2 wird ergänzt. Reihum soll jeder Teilnehmer vor der Gruppe das Symbol für den Skill „5x5“ (von Arbeitsblatt 4/2) auf der Skill-Skala anordnen und einkleben.

10.5 Wiederholung des Zeitzonen-Modells

Die Teilnehmenden sollen zu einem Perspektivwechsel angeregt werden. Ihre Aufmerksamkeit soll auf positive Ereignisse in Gegenwart und Zukunft gelenkt werden.

Der Trainer malt zur Wiederholung die drei Zeitzonen Vergangenheit, Gegenwart und Zukunft an Flipchart oder Whiteboard. Wie bereits in Trainingseinheit 4 zeichnet er eine Zeitskala und trägt in die Mitte das aktuelle Datum ein. Er fragt die Teilnehmenden, wie man diese Zeit nennt. Richtige Antworten für die Zeitzone „Gegenwart“ werden gesammelt und notiert. Ebenso werden richtige Begriffe in verschiedenen Sprachen für die Zeitzonen „Vergangenheit“ und „Zukunft“ gesammelt und notiert.

Die Teilnehmenden sollen anschließend ein aktuelles positives Ereignis bzw. einen positiven Gedanken zur Gegenwart zeichnen. Der Trainer macht dies deutlich, indem er in die Zeitzone „Gegenwart“ ein lachendes Gesicht malt mit einer Gedankenblase, welche ein Regenbogen oder ein Plus-Zeichen beinhaltet. Er hält anschließend ein leeres Blatt Papier vor diese Gedankenwolke und malt ein eigenes aktuelles positives Ereignis auf das Blatt, beispielsweise ein Treffen mit Kollegen oder das gemeinsame Frühstück mit der Familie. Die Teilnehmenden erhalten Buntstifte und Papier und werden aufgefordert, ein eigenes aktuelles positives Ereignis zu malen. Falls die Aufgabe nicht verstanden wurde, kann der Co-Trainer die Aufgabe mit einem eigenen Beispiel erneut demonstrieren. Die Teilnehmenden sollten 10 bis 15 Minuten Zeit für das Zeichnen erhalten. Die TrainerInnen sollten umhergehen und immer wieder einen Blick auf die Zeichnungen werfen, um sicherzustellen, dass ausschließlich positive Ereignisse bzw. Gedanken gezeichnet werden.

Wenn alle Teilnehmenden ein Bild gemalt haben, stellen sie reihum ihre Zeichnungen vor und erläutern diese soweit möglich. Der Trainer fragt jeden Teilnehmer nach dessen Gefühlen beim Zeichnen. Hierzu soll erneut das Arbeitsblatt 1/1 aus Trainingseinheit 1 zur Hilfe genommen werden. Der Trainer demonstriert das Vorgehen zunächst am eigenen Beispiel. Er zeigt seine Zeichnung erneut, gibt an, wie er sich beim Malen gefühlt hat und zeigt das entsprechende Gefühl auf Arbeitsblatt 1/1. Der Co-Trainer demonstriert das Vorgehen erneut. Anschließend folgen reihum die Teilnehmenden.

Die Teilnehmenden sollen im Anschluss ein positives Ereignis in der Zukunft bzw. einen positiven Gedanken zur Zukunft zeichnen. Die Anleitung hierzu erfolgt analog der Instruktion zum Zeichnen eines aktuellen positiven Ereignisses. Die Teilnehmenden erhalten erneut 10 bis 15 Minuten Zeit für die Aufgabe. Die Zeichnungen werden besprochen. Alle Teilnehmenden sollen angeben, wie sie sich beim Zeichnen gefühlt haben. Abbildung 33 zeigt zwei Beispiele für Bilder zu positiven Ereignissen in der Zukunft.

Zur Wiederholung des Zusammenhangs zwischen Gedanken und Gefühlen wiederholt der Trainer, dass positive Erinnerungen/Gedanken mit positiven Gefühlen einhergehen.

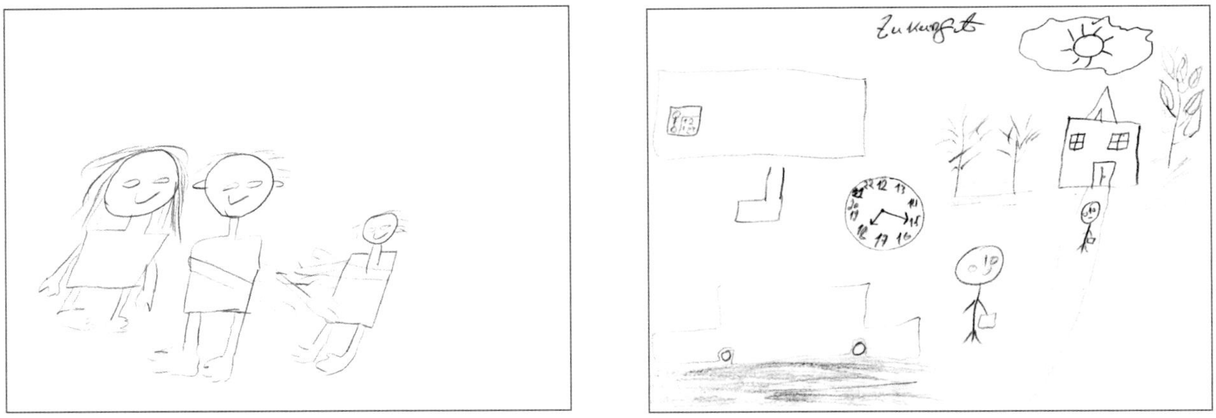

Abbildung 33: Beispiele für positive Ereignisse in der Zukunft: Links: Ein Teilnehmer aus Afghanistan hofft, in der Zukunft seine Eltern noch einmal zu sehen. Rechts: Ein Teilnehmer aus Afghanistan wünscht sich in der Zukunft eine eigene Wohnung, eine Arbeit in einem Büro, ein Auto und eine berufstätige Frau.

10.6 Eigene Ressourcen

An Flipchart oder Whiteboard wird eine Liste von Lieblingsbeschäftigungen, Hobbys und Talenten gesammelt. Der Trainer überschreibt die Liste entsprechend, beispielsweise mit „Hobby/ Talent". Der Trainer beginnt und nennt zwei Aktivitäten oder Fähigkeiten. Er kann beispielsweise ausführen, dass er gern kocht und gut in Mathematik ist. Die Aktivitäten und Fähigkeiten werden in die Liste eingetragen. Anschließend nennt der Co-Trainer zwei Stärken oder Interessen, beispielsweise Fußball oder das Spielen eines Musikinstruments. Die TrainerInnen sollten die Aktivitäten/ Fähigkeiten auch mit typischen Bewegungen beschreiben. Die Teilnehmenden werden dann reihum nach Interessen und Fähigkeiten befragt. Jeder Teilnehmer sollte mindestens zwei Aktivitäten oder Talente nennen. Wenn ein Teilnehmer dies nicht sprachlich ausdrücken kann, wird er angeregt, dies durch typische Bewegungen zu beschreiben. Mit Verweis auf das Zeitzonen-Modell sollten die TrainerInnen auch eruieren, welchen Hobbys/Beschäftigungen die Teilnehmenden in der Vergangenheit in ihrem Heimatland nachgegangen sind, was sie wirklich gut konnten.

Ziel ist es, die Talente der Teilnehmenden aufzuspüren und zu reaktivieren. Die TrainerInnen sollten daher die Teilnehmenden motivieren, früheren Interessen wieder nachzugehen. Hierzu kann erneut auf das aufgezeichnete Zeitzonen-Modell Bezug genommen werden. Die Teilnehmenden sollten hier angeben, wann sie die genannten Aktivitäten zuletzt ausgeführt haben. Sie sollten hierzu ein konkretes Datum einzeichnen, wenn die Aktivität in jüngerer Vergangenheit ausgeführt wurde, oder eine Jahreszahl notieren, wenn die letzte Ausführung der Tätigkeit schon länger zurückliegt. Die TrainerInnen sollten das Vorgehen erneut mit den eigenen Beispielen demonstrieren. Nachdem ein Teilnehmer einen Zeitpunkt in der Vergangenheit markiert hat, sollte er einen Zeitpunkt in der Zeitzone „Zukunft" notieren, zu dem er die Aktivität wieder aufnehmen will. Die TeilnehmerInnen sollten angeregt werden, hierzu einen möglichst konkreten Zeitpunkt in naher Zukunft anzugeben.

Die Planung der Aktivität leitet über zu dem Skill „Positive Aktivität".

10.7 Skill 11: Positive Aktivität.

TRAININGSEINHEIT 5: FOLIE 2

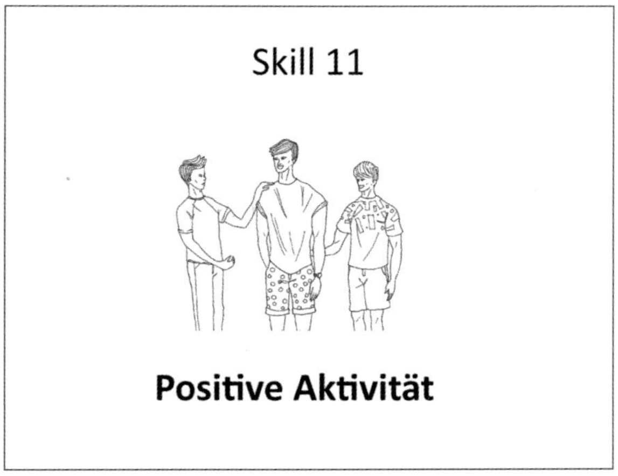

Folie 5/2: Skill 11 „Positive Aktivität"

Abbildung 34: Folie 2 aus Trainingseinheit 5

Der Skill „Positive Aktivität" wird den Teilnehmenden vorgestellt. Folie 5/2 der Präsentation wird gezeigt. Den Teilnehmenden soll vermittelt werden, dass man sich bei der Ausübung positiver Aktivitäten auch gut fühlt. Auch bei diesem Skill ist es wichtig zu betonen, dass sich der Skill positiv auf die Stimmung auswirken soll und von negativen Gedanken ablenken kann. Man muss also nicht erst darauf warten, bis man in einer guten Laune ist, um eine positive Aktivität zu beginnen. Im Gegenteil: Gerade bei schlechter Stimmung soll eine positive Aktivität als Skill begonnen werden.

Der Trainer fragt zunächst die Teilnehmenden, was eine positive Aktivität sein kann, bei welchen Aktivitäten sich die Teilnehmenden gut fühlen. Richtige Antworten werden auf Flipchart oder Whiteboard notiert. Zur Verdeutlichung und Ergänzung werden die Beispiele aus der Präsentation gezeigt (Folien 5/3 bis 5/9): Kochen, Joggen, Stadtspaziergang, Eis essen, entspanntes Duschen, Spaziergang, Freunde treffen. Die Teilnehmenden sollen jeweils raten, um welche positive Aktivität es sich handelt. Richtige Antworten werden ebenfalls auf Flipchart oder Whiteboard notiert.

Es wird noch einmal Bezug zu den gesammelten Hobbys und Talenten genommen. Die erstellte Liste wird mit der Liste positiver Aktivitäten verglichen und nach Übereinstimmungen geprüft. Ziel ist es, ein Verständnis bei den Teilnehmenden dafür zu schaffen, dass (frühere) Hobbys auch wie ein Skill wirksam sein können. Die Lieblingsbeschäftigungen können also bewusst zur Verbesserung der Stimmung und zur Ablenkung von negativen Gedanken eingesetzt werden.

TRAININGSEINHEIT 5: FOLIEN 3 bis 4

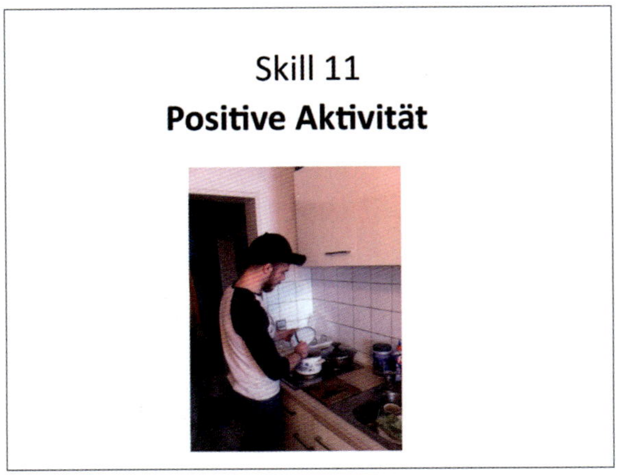

Folie 5/3: Kochen als Beispiel für eine Positive Aktivität.

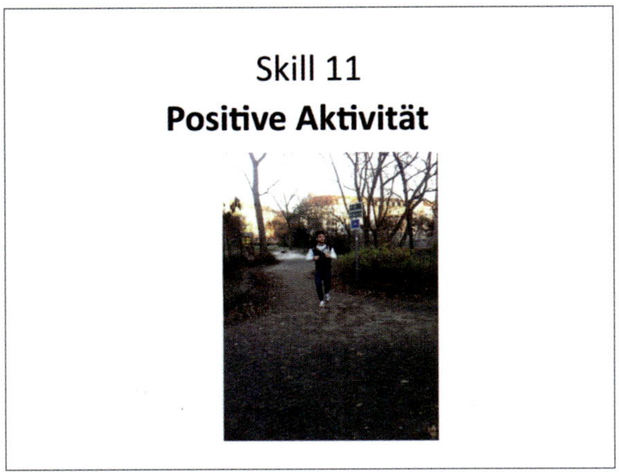

Folie 5/4: Joggen als Beispiel für eine Positive Aktivität.

Abbildung 35: Folien 3 bis 4 aus Trainingseinheit 5.

TRAININGSEINHEIT 5: FOLIEN 5 bis 7

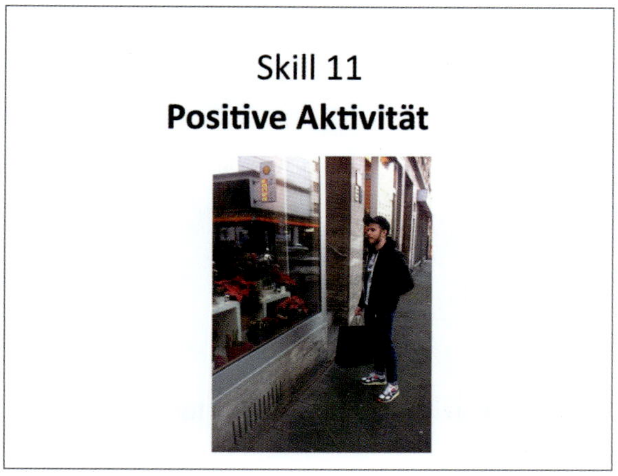

Folie 5/5: Stadtspaziergang als Beispiel für eine Positive Aktivität .

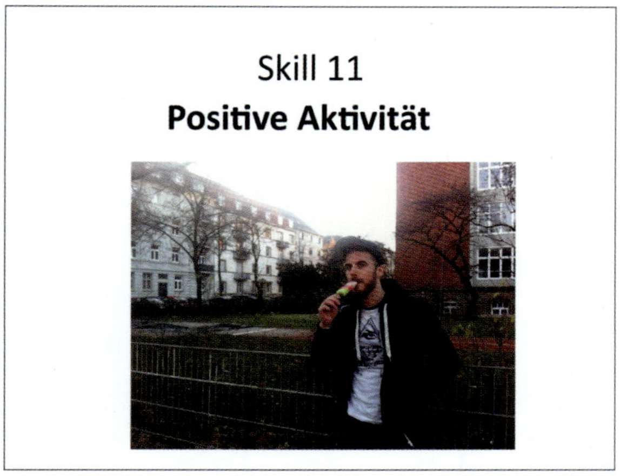

Folie 5/6: Eis essen als Beispiel für eine Positive Aktivität.

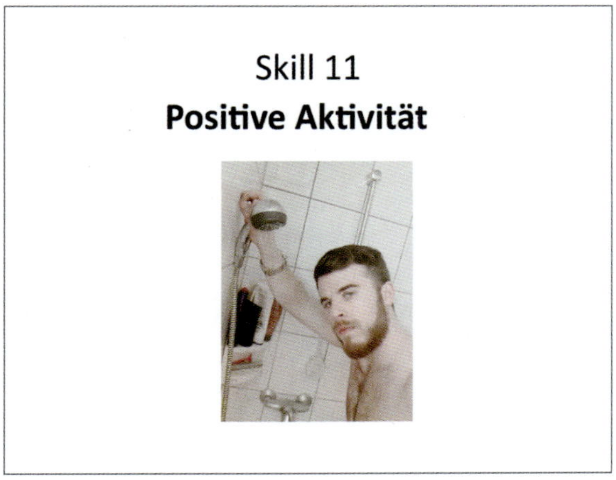

Folie 5/7: Entspannte Dusche als Beispiel für eine Positive Aktivität.

Abbildung 36: Folien 5 bis 7 aus Trainingseinheit 5.

TRAININGSEINHEIT 5: FOLIEN 8 bis 9

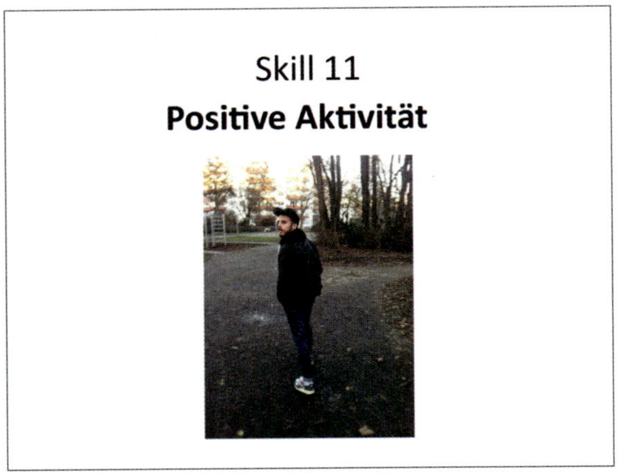

Folie 5/8: Spaziergang als Beispiel für eine Positive Aktivität.

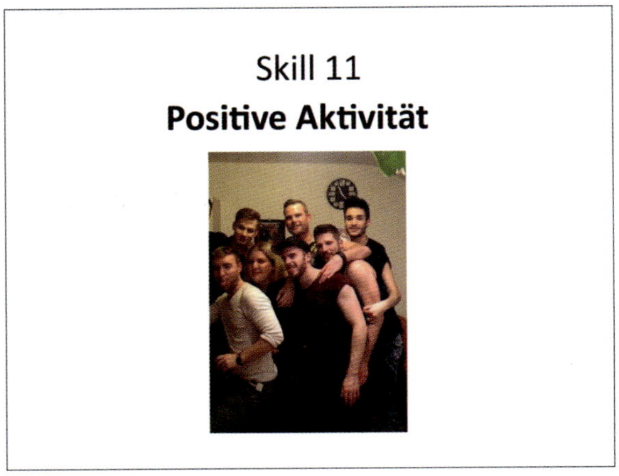

Folie 5/9: Freunde treffen als Beispiel für eine Positive Aktivität.

Abbildung 37: Folien 8 bis 9 aus Trainingseinheit 5

10.8 Hausaufgabe

Die Teilnehmenden sollen täglich zwei Skills üben und jeden Tag die Diary Card 3 ausfüllen. Sie sollen innerhalb der nächsten 7 Tage mindestens eine positive Aktivität durchführen. Jeder Teilnehmer erhält hierzu **7 Kopien der Diary Card 3 (Arbeitsblatt 4/1)** sowie das **Arbeitsblatt 5/1 (Skill-Symbole 5)**. Gemeinsam mit den TrainerInnen werden auf den Diary Cards die Daten der kommenden sieben Tage eingetragen, um zu verdeutlichen, dass eine Diary Card pro Tag auszufüllen ist. Jeder Teilnehmer soll einen Tag angeben, an welchem er die positive Aktivität durchführen wird. Die Diary Card mit dem entsprechenden Datum wird herausgesucht. Das Symbol für den Skill positive Aktivität wird auf dieser Diary Card als Erinnerungshilfe eingeklebt.

10.9 Stimmungsbild und Verabschiedung

Zum Abschluss wird erneut die Stimmungs-Skala gezeigt (Folie 4/5). Jeder Teilnehmer soll auf der Stimmungs-Skala der Präsentation zeigen, wie seine Stimmung am Ende der Trainingseinheit ist. Die TrainerInnen beginnen und zeigen auf die Symbole, welche ihre Stimmungen am besten ausdrücken. Es folgen die Teilnehmenden. Diese können reihum ihre Stimmung zeigen oder sich erneut den kleinen Ball zuwerfen und so eine Reihenfolge festlegen. TrainerIn und Co-TrainerIn sollten auf positive Stimmungsveränderungen im Verlauf der Trainingseinheit achten und diese Veränderungen positiv kommentieren.

Die TrainerInnen verabschieden die Teilnehmenden und erinnern an den nächsten Termin. Es kann hilfreich sein, den Teilnehmenden eine Notiz mit Datum und Uhrzeit des nächsten Termins auszuhändigen.

ARBEITSBLATT ZU TRAININGSEINHEIT 5

Arbeitsblatt 5/1: Skill-Symbole 5

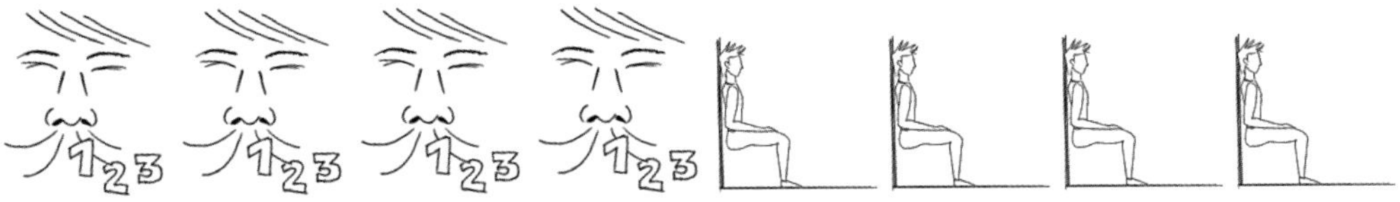

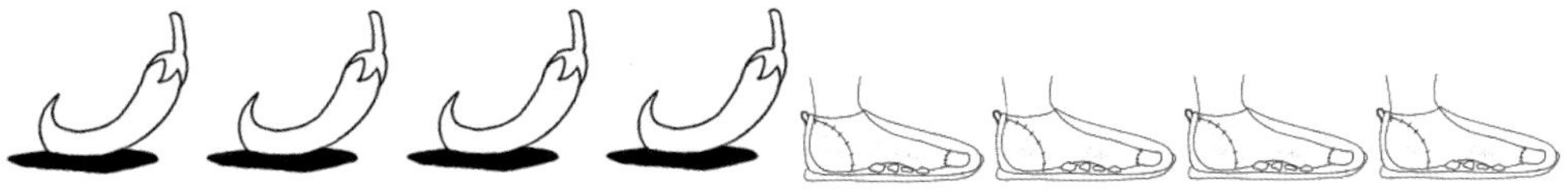

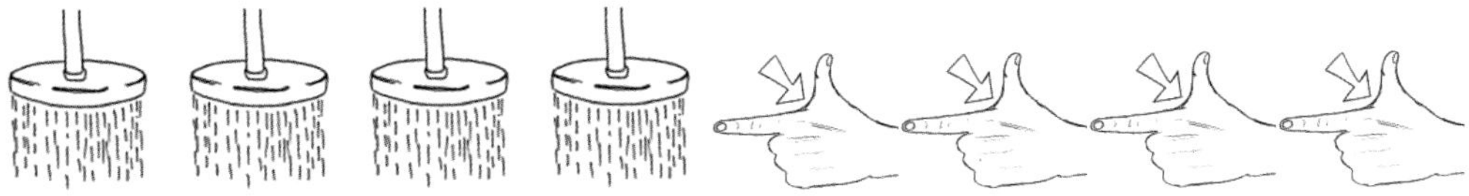

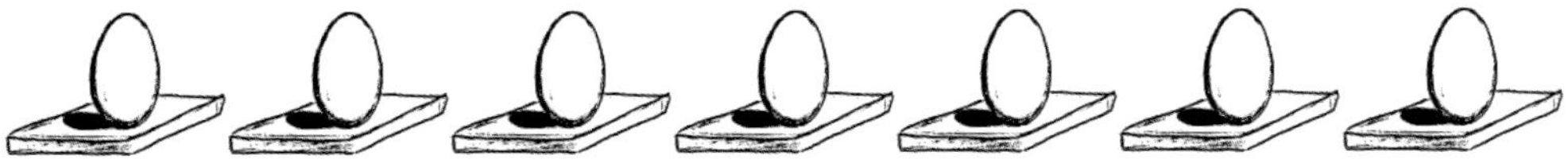

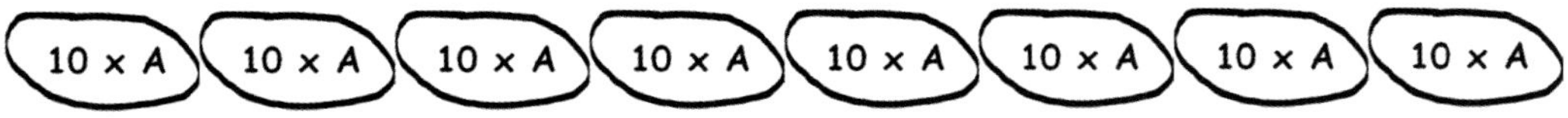

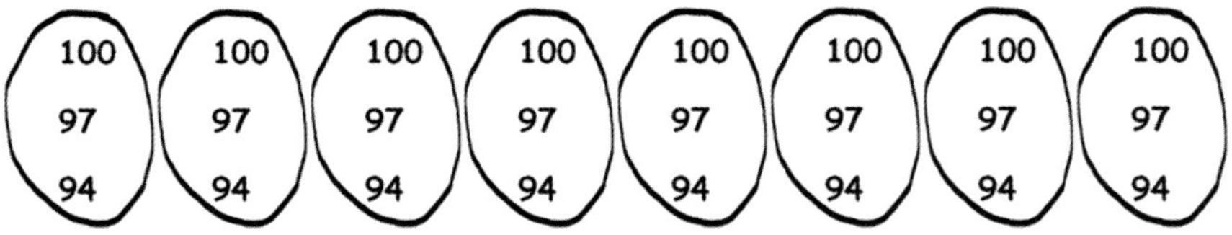

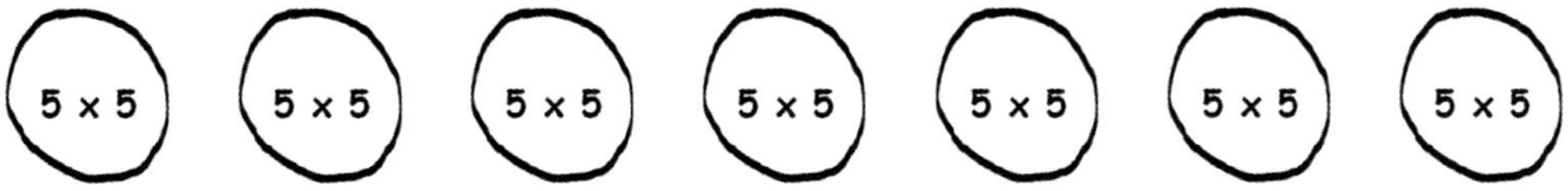

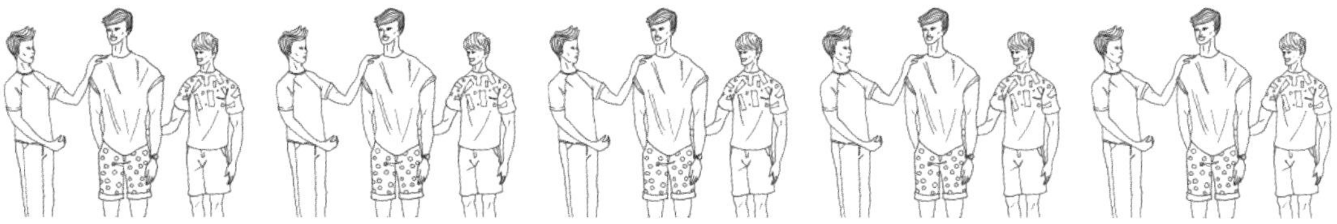

TRAININGSEINHEIT 6

11. TRAININGSEINHEIT 6: WIEDERHOLUNG DER SKILLS UND ERSTELLUNG DER PERSÖNLICHEN SKILLS-TREPPE

Ziele der Trainingseinheit:

Die Skill-Skala wird vervollständigt. Die 11 Skills, welche in den vorausgegangenen Trainingseinheiten vorgestellt wurden, werden wiederholt. Die Teilnehmenden wählen für sich die drei wirksamsten Skills aus. Mit den drei wirksamsten Skills wird eine persönliche „Skills-Treppe" erstellt. Die Teilnehmenden sollen angeregt werden, bei hoher emotionaler Belastung die Skills-Treppe anzuwenden und nacheinander ihre drei wirksamsten Skills auszuführen. Die aktuelle Stimmung und Symptombelastung werden mit den Werten aus der Diary Card der zweiten Trainingseinheit im Rahmen einer Vorher-Nachher-Show verglichen.

Benötigte Materialien:

- Präsentation zu Trainingseinheit 6
- Arbeitsblatt 2/1 (Skill-Skala)
- Diary Card 3 (Arbeitsblatt 4/1)
- Arbeitsblatt 5/1 (Skill-Symbole 5)
- Arbeitsblatt 6/1 (Skills-Treppe)
- Kopien der Diary Card 2 aus Trainingseinheit 2
- Urkunde (optional)
- Kleiner Ball
- Klebstift, Schere
- Textmarker (grün)
- Kleine Steine oder Murmeln
- Auswahl scharfer Gewürze (z. B. Tabasco, Wasabi-Paste, getrocknete Chili-Schoten, Wasabi-Nüsse, Sambal-Oelek)
- Tee- oder Eislöffel für jeden Teilnehmer
- Mineralwasser und Trinkbecher
- Rohe Eier (ein Ei für jeden Teilnehmer)
- 5 Nahrungsmittel zum Schmecken (z. B. Schokoriegel, Banane, Rohkost, Bonbon, salziger Keks)
- 5 Dinge zum Riechen (z. B. Klebstift, Bittermandel, Honig, Zimtstange, Teebeutel)
- Süßigkeiten zur Belohnung (optional)

11.1 Begrüßung und Stimmungsbild

TrainerIn und Co-TrainerIn begrüßen alle Teilnehmenden zum Training.

Die Präsentation zu Trainingseinheit 6 wird gestartet und Folie 6/1 (Stimmungs-Skala) gezeigt. Wie bereits in der vorausgegangenen Trainingseinheit soll jeder Teilnehmer auf der projizierten Skala zeigen, wie er sich aktuell fühlt und sein Gefühl mithilfe des Arbeitsblattes 1/1 (Gefühle) aus Einheit 1 benennen. TrainerIn und Co-TrainerIn beginnen.

11.2 Aktivierende Achtsamkeitsübung: „Klatscher weitergeben“ – Level 3

Die aktivierende Achtsamkeitsübung „Klatscher weitergeben“ wurde bereits in der vorausgegangenen Einheit durchgeführt. Sie wird nun mit einer weiteren Steigerung der Schwierigkeit wiederholt.

Teilnehmende und TrainerInnen setzten sich in einen Stuhlkreis. Zunächst wird die Übung „Klatscher weitergeben“ – Level 1 – wiederholt. Es folgt die Wiederholung der Übung auf Level 2 – wie in der vorausgegangenen Trainingseinheit. Wenn die TrainerInnen das Gefühl haben, dass alle Teilnehmenden sich an das Spielprinzip erinnern und dieses sicher beherrschen, wird die Schwierigkeit erhöht: Wenn jemand zweimal auf die Oberschenkel klopft, erfolgt ein Richtungswechsel und die Übung wird fortgesetzt, indem mit beiden Füßen auf den Boden gestampft wird. Stampft jemand zweimal auf den Boden, erfolgt erneut ein Richtungswechsel und es wird wieder in die Hände geklatscht. Die TrainerInnen sollten dies exemplarisch demonstrieren und anschließend bei jedem „Fehler“ einhaken und korrigieren. Wenn die Trainer das Gefühl haben, dass alle Teilnehmenden das Spielprinzip verstanden haben, kann der bekannte Wettbewerb gestartet werden: Teilnehmende, die einen Fehler machen, müssen die Hände auf den Rücken nehmen und dürfen am aktuellen Spiel nicht mehr teilnehmen. SiegerInnen sind die beiden Teilnehmenden, die am Ende noch im Spiel sind.

11.3 Besprechung der Hausaufgaben

Wie in den vorausgegangenen Trainingseinheiten sollen die Teilnehmenden ihre Diary Card 3 den TrainerInnen und anderen Teilnehmenden zeigen. Verbesserungen der Stimmung sowie Reduzierungen der Symptombelastung sollten durch die TrainerInnen hervorgehoben und allen Teilnehmenden gezeigt werden, um auf die Wirksamkeit der Skills aufmerksam zu machen. Die TrainerInnen sollten gezielt nach dem Einsatz des Skills „Positive Aktivität“ schauen und die Teilnehmenden fragen, was sie unternommen haben.

11.4 Ergänzung der Skill-Skala

Das **Arbeitsblatt 2/1 (Skill-Skala)** aus Trainingseinheit 2 wird ergänzt. Reihum soll jeder Teilnehmer vor der Gruppe das Symbol für den Skill „Positive Aktivität“ (**von Arbeitsblatt 5/1**) auf der Skill-Skala anordnen und einkleben. Abbildung 38 zeigt ein Beispiel für eine vollständig ausgefüllte Skill-Skala einer Teilnehmerin in Trainingseinheit 6.

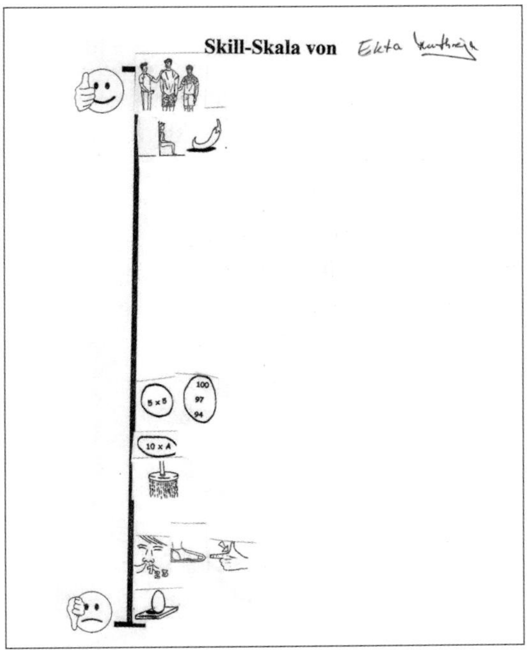

Abbildung 38: Beispiel für eine vollständig ausgefüllte Skill-Skala in Trainingseinheit 6.

11.5 Wiederholung der Skills

Die Skills, welche in den vorausgegangenen Trainingseinheiten vermittelt wurden, sollen an dieser Stelle kurz wiederholt werden. Hierzu wird für jeden Skill ein Symbol-Kärtchen in die Mitte gelegt (von **Arbeitsblatt 5/1**). Nacheinander sollen die Teilnehmenden jeweils ein Skill-Symbol auswählen und den entsprechenden Skill kurz demonstrieren oder beschreiben. Hierzu sollten die TrainerInnen die notwendigen Materialien wie ein rohes Ei, Chili-Schote, Materialien zum Riechen, Schmecken etc. bereithalten. Der Trainer demonstriert die Aufgabe, wählt ein Skill-Symbol aus und demonstriert den Skill. Bei kleinen Gruppen bis zu fünf Teilnehmenden sollten die Skills von allen Anwesenden durchgeführt werden. Bei größeren Gruppen kann dies zu zeitaufwändig werden.

Alternativ können bei größerer Teilnehmerzahl die Skills im Rahmen eines Spiels wiederholt werden. Hierzu werden zwei Gruppen gebildet. Die Skill-Symbol-Kärtchen werden gemischt. Jede Gruppe erhält einen kleinen Stapel Skill-Symbole, die verdeckt liegen bleiben müssen. Eine Gruppe beginnt, zieht das erste Skill-Symbol und muss den Skill demonstrieren. Gelingt dies, erhält die Gruppe einen Punkt. Anschließend ist die zweite Gruppe an der Reihe, zieht einen Skill und demonstriert diesen. Es gewinnt die Gruppe, welche am Ende mehr Punkte gesammelt hat.

11.6 Erstellung der Skills-Treppe

Arbeitsblatt 6/1 (Skills-Treppe) wird an die Teilnehmenden verteilt. Ausgeschnittene Skill-Symbole werden in die Mitte gelegt. Jeder Teilnehmer soll die drei wirksamsten Skills für sich auswählen. Hierbei sollen sich die Teilnehmenden an ihrer Skill-Skala orientieren. Jeder Teilnehmer soll die Skill-Symbole für seine drei wirksamsten Skills suchen und an die entsprechende Position auf dem Arbeitsblatt kleben. Zur Veranschaulichung werden die Folien 6/2 und 6/3 der Präsentation gezeigt. TrainerIn und Co-TrainerIn demonstrieren die Aufgabe. Sie zeigen ihre wirksamsten Skills auf der Skill-Skala und wählen die drei zugehörigen Skill-Symbole aus. Die Skill-Symbole werden auf die entsprechenden Positionen der Skills-Treppe geklebt. Anschließend erstellen die Teilnehmenden ihre persönlichen Skills-Treppen, indem sie die entsprechenden Symbol-Kärtchen auf die Treppenstufen kleben.

Die fertigen Arbeitsblätter werden der Gruppe vorgestellt. Jeder Teilnehmer zeigt mithilfe des Arbeitsblattes, welche Skills für ihn am wirksamsten sind.

Es wird erneut auf das Musterbeispiel einer Skills-Treppe (Folie 6/2) hingewiesen. Anhand der Folie macht der Trainer deutlich, dass bei sehr schlechter Stimmung bzw. hoher emotionaler Belastung drei Stufen hin zu einer verbesserten Stimmung bzw. Entlastung gegangen werden sollen. Die Teilnehmenden können raten, welche drei Stufen dies sein könnten. Es wird auf die vollständige Skills-Treppe (Folie 6/3) hingewiesen. Es soll deutlich gemacht werden, dass bei hoher Belastung manchmal ein Skill nicht ausreichend ist. Dann sollen die drei wirksamsten Skills nacheinander angewandt werden, wobei mit dem wirksamsten Skill begonnen wird.

TRAININGSEINHEIT 6: FOLIEN 2 bis 3

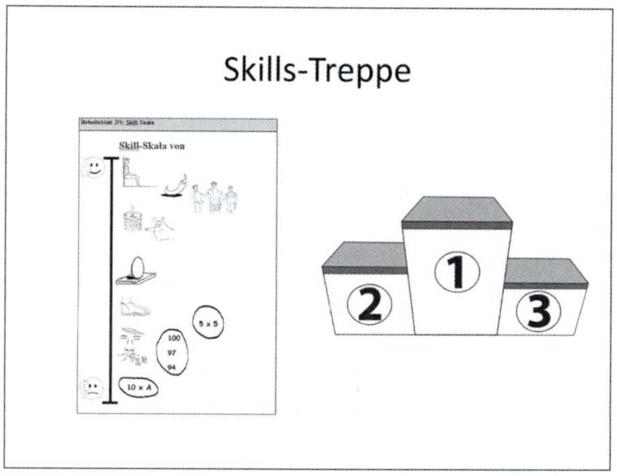

Folie 6/2: Zur Erstellung der persönlichen Skills-Treppe wird die Skill-Skala benötigt. Die drei wirksamsten Skills sollen ausgewählt werden.

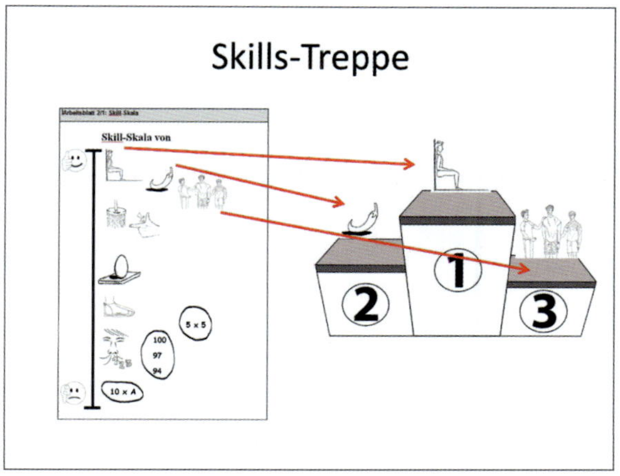

Folie 6/3: Anleitung zur Erstellung der Skills-Treppe. Die Symbole der drei wirksamsten Skills sollen auf dem Arbeitsblatt Skills-Treppe an den entsprechenden Positionen aufgeklebt werden.

Abbildung 39: Folien 2 bis 3 aus Trainingseinheit 6

11.7 Vorher-Nachher-Show

Jeder Teilnehmer erhält eine **Diary Card 3 (Arbeitsblatt 4/1)**. Jeder Teilnehmer soll in der zweiten Spalte seine aktuelle Stimmung und Symptombelastung eintragen. TrainerIn und Co-TrainerIn demonstrieren das Vorgehen. Wenn alle Teilnehmenden fertig sind, teilen die TrainerInnen die **kopierte Diary Card 2 aus Trainingseinheit 2** aus. Die Teilnehmenden sollen die damalige Stimmung und Symptombelastungen in die erste Spalte der Diary Card 3 übertragen. Die TrainerInnen demonstrieren das Vorgehen.

Anschließend werden mit grünem Textmarker die Symptome markiert, die sich während des Trainings in ihrer Stärke reduziert haben. Unveränderte Symptome und Verschlechterungen werden nicht markiert. Die TrainerInnen beginnen mit ihren Diary Cards. Reihum markieren die TrainerInnen mit jedem Teilnehmer die Veränderungen in deren Diary Cards. Die Teilnehmenden zeigen nacheinander ihre Diary Cards. Die TrainerInnen motivieren die Teilnehmenden, die positiven Veränderungen in der Gruppe zu berichten. Sie sollen kurz erklären, was ihrer Meinung nach zu positiven Veränderungen beigetragen hat.

11.8 Verabschiedung

Die Teilnehmenden sollen erneut ihre Stimmung anhand der Stimmungs-Skala (Folie 5/4) angeben. Die TrainerInnen beginnen.

Die TrainerInnen verabschieden die Teilnehmenden. Optional kann den Teilnehmenden eine **Urkunde** ausgehändigt werden. Ein Muster hierzu befindet sich bei den Arbeitsblättern.

ARBEITSBLÄTTER ZU TRAININGSEINHEIT 6

Arbeitsblatt 6/1: Skills-Treppe

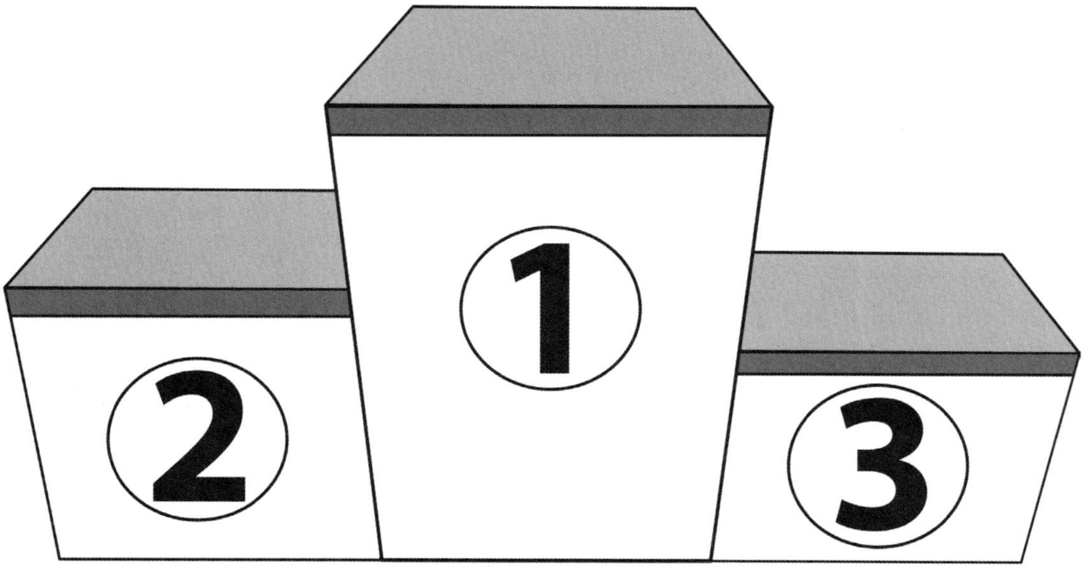

Urkunde

Stabilisierungstraining für Jugendliche

____

Du hast Dein Bestes gegeben und

in der Zeit vom __________ bis __________

das Training erfolgreich abgeschlossen.

Wir gratulieren und wünschen Dir alles Gute für Deine Zukunft.

____
Ort, Datum

____
Trainer/in

____
Co-Trainer/in

LITERATUR

American Psychiatric Association (2015). *Diagnostisches und Statistisches Manual Psychischer Störungen DSM-5.* Göttingen: Hogrefe.

Amnesty International (2014). *Länderbericht Syrien.* Zugriff am 24.04.2016. Verfügbar unter https://www.amnesty.de/laenderbericht/syrien

Amnesty International (2015). *Länderbericht Algerien.* Zugriff am 19.11.2016. Verfügbar unter www.amnesty-algerien.de/Main/Informieren-Land

Amnesty International (2016a). *Amnesty Report 2016, Marokko und Westsahara.* Zugriff am 19.11.2016. Verfügbar unter https://www.amnesty.de/jahresbericht/2016/marokko-und-westsahara

Amnesty International (2016b). *Annual Report, Bangladesh 2015/2016.* Zugriff am 19.11.2016. Verfügbar unter https://amnesty.org/en/countries/asia-and-the-pacific/bangladesh/report-bangladesh

Amnesty International (2016c). *Amnesty Report 2016, Indien.* Zugriff am 19.11.2016. Verfügbar unter www.amnesty.de/jahresbericht/2016/indien

Auswärtiges Amt (2016a). *Länderinformation Nigeria.* Zugriff am 19.11.2016. Verfügbar unter http://www.auswaertiges-amt.de/DE/Aussenpolitik/Laender/Laenderinfos/01-Laender/Nigeria.html

Auswärtiges Amt (2016b). *Länderinformation Guinea.* Zugriff am 19.11.2016. Verfügbar unter http://www.auswaertiges-amt.de/DE/Aussenpolitik/Laender/Laenderinfos/01-Laender/Guinea.html

Auswärtiges Amt (2016c). *Länderinformation Somalia.* Zugriff am 19.11.2016. Verfügbar unter http://www.auswaertiges-amt.de/DE/Aussenpolitik/Laender/Laenderinfos/01-Laender/Somalia.html

Auswärtiges Amt (2016d). *Länderinformation Algerien.* Zugriff am 19.11.2016. Verfügbar unter http://www.auswaertiges-amt.de/DE/Aussenpolitik/Laender/Laenderinfos/01-Laender/Algerien.html

Auswärtiges Amt (2016e). *Länderinformation Tunesien.* Zugriff am 19.11.2016. Verfügbar unter http://www.auswaertiges-amt.de/DE/Aussenpolitik/Laender/Laenderinfos/01-Laender/Tunesien.html

Baranowsky, A.B. & Gentry, J.E. (2015). *Trauma Practice, tools for stabilization and recovery, 3rd edition.* Massachusetts und Göttingen: Hogrefe.

Batista Pinto Wiese, E. & Burhorst, I. (2007). The mental health of asylum-seeking and refugee children and adolescents attending a clinic in the Netherlands. *Transcultural Psychiatry,* 44, 596-613.

Bauer, W. (2015). Das Leben nach der Hölle. *Zeitmagazin, 34*, 12–30.

Bean, T., Derluyn, I., Eurelings-Bontekoe, E., Broekaert, E. & Spinhoven, P. (2007). Comparing psychological distress, traumatic stress reactions, and experiences of unaccompanied refugee minors with experiences of adolescents accompanied by parents. *The Journal of Nervous and Mental Disease, 195*, 288–297.

Berger, P. & Riecher-Rössler, A. (2004). Grundlagen der effektiven Krisenintervention in der Psychiatrie. In A. Riecher-Rössler, P. Berger, A.T. Yilmaz & R. Stieglitz (Hrsg.), *Psychiatrisch-psychotherapeutische Krisenintervention, Grundlagen, Techniken und Anwendungsgebiete* (S. 31-46). Göttingen: Hogrefe.

Bohus, M. (2002). *Borderline-Störung.* Göttingen: Hogrefe.

Bohus, M., Krüger, A. & Priebe, K. (2013). Psychotherapie der Posttraumatischen Belastungsstörung bei Patienten mit Borderline-Persönlichkeitsstörung – DBT-PTSD. *Psychotherapie in Psychiatrie, Psychotherapeutischer Medizin und Klinischer Psychologie, 18*, 65–76.

Boniwell, I., Osin, E., Linley, P.A. & Ivanchenko, G.V. (2010). A question of balance: Time perspective and well-being in British and Russian samples. *The Journal of Positive Psychology, 5*, 24-40.

Boos, A. (2014). *Kognitive Verhaltenstherapie nach chronischer Traumatisierung, Ein Therapiemanual* (2. überarbeitete und erweiterte Aufl.). Göttingen: Hogrefe.

Breslau, N. (2002). Epidemiologic studies of trauma, posttraumatic stress disorder, and other psychiatric disorders. *The Canadian Journal of Psychiatry,* 47, 923-929.

Bronstein, I. & Montgomery, P. (2011). Psychological distress in refugee children: a systematic review. *Clinical Child and Family Psychology Review, 14*, 44–56.

Bronstein, I., Montgomery, P. & Dobrowolski, S. (2012). PTSD in asylum-seeking male adolescents from Afghanistan. *Journal of Traumatic Stress, 25*, 551–557.

Buhman, C., Mortensen, E.L., Lundstrøm, S., Ryberg, J., Nordentoft, M. & Ekstrøm, M. (2014). Symptoms, quality of life and level of functioning of traumatized refugees at psychiatric trauma clinic in Copenhagen. *Torture, 24*, 25-39.

BundesPsychotherapeutenKammer (2015). Mindestens die Hälfte der Flüchtlinge ist psychisch krank. *BPtK-Newsletter,* 3/2015.

Cohen, J.A., Mannarino, A.P. & Deblinger, E. (2009). *Traumafokussierte kognitive Verhaltenstherapie bei Kindern und Jugendlichen.* Heidelberg: Springer.

Copeland, W.E., Keeler, G., Angold, A. & Costello, E.J. (2007). Traumatic events and posttraumatic stress in childhood. *Archives of General Psychiatry, 64*, 577-584.

De Haene, L., Grietens, H. & Verschueren, K. (2007). From symptom to context: a review of the literature on refugee children´s mental health. *Hellenic Journal of Psychology, 4*, 233-256.

Deblinger, E. & Heflin, A.H. (1996). *Treating sexually abused children and their nonoffending parents: a cognitive behavioral approach.* Thousand Oaks, CA: Sage Publications.

Dilling, H., Mombour, W. & Schmidt, M.H. (Hrsg.) (2015). Weltgesundheitsorganisation. *Internationale Klassifikation psychischer Störungen, ICD-10 Kapitel V(F), Klinisch-diagnostische Leitlinien, 10. Überarbeitete Auflage.* Bern: Hogrefe.

Elbert, T. & Schauer, M. (2002). Burnt into memory. *Nature,* 419, 883.

Ehlers, A. & Clark, D.M. (2000). A cognitive model of posttraumatic stress disorder. *Behaviour Research and Therapy, 38*, 319–345.

Ehntholt, K.A. & Yule, W. (2006). Practitioner review: assessment and treatment of refugee children and adolescents who have experienced war-related trauma. *Journal of Child Psychology and Psychiatry, 47*, 1197–1210.

Ellis, A. (1996). Die revidierte ABC-Theorie der Rational-emotiven Therapie II. *Zeitschrift für Rational-Emotive und Kognitive Verhaltenstherapie,* 7, 5–30.

European Court Of Human Rights (2011). *Case of M.S.S. v. Belgium and Greece, Application no. 30696/09.* Zugriff am 10.12.2016. Verfügbar unter https://www.proasyl.de/wp-content/uploads/2011/01/CASE_OF_M.S.S._v._BELGIUM_AND_GREECE.pdf

Fazel, M., Wheeler, J. & Danesh, J. (2005). Prevalence of serious mental disorder in 7000 refugees resettled in western countries: a systematic review. *The Lancet, 365*, 1309-1314.

Fazel, M. Reed, R.V., Panter-Brick, C. & Stein, A. (2012). Mental health of displaced and refugee children resettled in high-income countries: risk and protective factors. *The Lancet,* 379, 266–282.

Firus, C., Schleier, C., Geigges, W. & Reddemann, L. (2012). *Traumatherapie in der Gruppe.* Stuttgart: Klett-Cotta.

Fleischhaker, C., Sixt, B. & Schulz, E. (2010). *DBT-A, Dialektisch-behaviorale Therapie für Jugendliche.* Berlin: Springer.

Gäbel, U., Ruf, M., Schauer, M., Odenwald, M. & Neuner, F. (2006). Prävalenz der Posttraumatischen Belastungsstörung (PTSD) und Möglichkeiten der Ermittlung in der Asylverfahrenspraxis. *Zeitschrift für Klinische Psychologie und Psychotherapie, 35*, 12–20.

Ghaderi, C. (2015). Hilfen für Flüchtlinge schaffen – Prof. Dr. Cinur Ghaderi im Interview. *PTK-Newsletter*, 2/2015, 1.

Giacobbe, G.C. (2007). *Zum Buddha werden in 5 Wochen.* München: Goldmann.

Hargasser, B. (2014). *Unbegleitete minderjährige Flüchtlinge, sequentielle Traumatisierungsprozesse und die Aufgaben der Jugendhilfe.* Frankfurt am Main: Brandes & Apsel.

Hautzinger, M. (1998). *Depression*. Göttingen: Hogrefe.

Herman, J.L. (1992). *Trauma and recovery.* New York: Basic Books.

Hodes, M., Jagdev, D., Chandra, N. & Cunniff, A. (2008). Risk and resilience for psychological distress amongst unaccompanied asylum seeking adolescents. *The Journal of child psychology and psychiatry,* 49, 723–732.

Hofmeister, C. (2014). *Hat Migration Auswirkung auf den psychischen Gesundheitszustand?* Hamburg: Diplomica Verlag.

Huemer, J., Karnik, N.S., Voelkl-Kernstock, S., Granditsch, E., Dervic, K., Friedrich, M.H. & Steiner, H. (2009). Mental health issues in unaccompanied refugee minors. *Child and Adolescent Psychiatry and Mental Health, 3*, 3–13.

Institute for Economics & Peace (2016a). *Global Peace Index 2016.* Zugriff am 04.12.2016. Verfügbar unter http://economicsandpeace.org/wp-content/uploads/2016/06/GPI-2016-Report_2.pdf

Institute for Economics & Peace (2016b). *Global Terrorism Index 2016.* Zugriff am 04.12.2016. Verfügbar unter http://economicsandpeace.org/wp-content/uploads/2016/11/Global-Terrorism-Index-2016.2.pdf

Internationale Organisation für Migration (2016). *Mediterranean Update.* Zugriff am 04.12.2016. Verfügbar unter http://www.iom.int/news/mediterranean-migrant-arrivals-reach-350573-deaths-sea-4699

Irle, E., Lange, C., Sachsse, U. & Weniger, G. (2013). Neurobiologie komplexer Traumafolgestörungen. In M. Sack, U. Sachsse & J. Schellong (Hrsg.), *Komplexe Traumafolgestörungen, Diagnostik und Behandlung von Folgen schwerer Gewalt und Vernachlässigung* (S. 8–30). Stuttgart: Schattauer.

Jensen, T.K., Fjermestad, K.W., Granly, L. & Wilhelmsen, N.H. (2015). Stressful life experiences and mental health problems among unaccompanied asylum-seeking children. *Clinical Child Psychology and Psychiatry, 20*, 106–116.

Joshi, P. & Warfa, N. (2015). Suicide und self-harm among refugees and asylum seekers. In D. van Bergen, A.H. Montesinos & M. Schouler-Ocak (Eds.), *Suicidal behavior of immigrants and ethnic minorities in Europe* (S. 91-99). Göttingen: Hogrefe.

Karameros, A. & Sack, M. (2013). Grundstrategien in der psychotherapeutischen Behandlung. In M. Sack, U. Sachsse & J. Schellong (Hrsg.), *Komplexe Traumafolgestörungen, Diagnostik und Behandlung von Folgen schwerer Gewalt und Vernachlässigung* (S. 201–246). Stuttgart: Schattauer.

Kirmayer, L.J. (2001). Cultural variations in the clinical presentation of depression and anxiety: implications for diagnosis and treatment. *The Journal of Clinical Psychiatry, 62,* 22-28.

Korittko, A. (2016). *Posttraumatische Belastungsstörung bei Kindern und Jugendlichen. Störungen systematisch behandeln.* Heidelberg: Carl Auer.

Landolt, M.A. & Hensel, T. (2012). Grundlagen der Traumatherapie. In: M.A. Landolt & T. Hensel (Hrsg.), *Traumatherapie bei Kindern und Jugendlichen, 2., aktualisierte und erweiterte Auflage* (S. 15-33). Göttingen: Hogrefe.

Lauth-Lebens, M. & Lauth, G.W. (2016). Risk and resilience factors of post-traumatic stress disorder: a review of current research. *Clinical and Experimental Psychology,* 2, 120.

Linehan, M.M. (1993). *Skills training manual for treating borderline personality disorder.* New York: Guilford Press.

Lotter, K. (2015). Ein Krieg gegen Vielfalt, warum die Unterdrückung von Frauen mehr ist als ein Randproblem. *Internationale Politik, 2,* 8–15.

Merod, R. (2011). *Dialektisch-behaviorale Therapie mit Jugendlichen (DBT-A), Therapiemanual für Einzeltherapie und Skills-Training bei Borderline-Persönlichkeitsstörungen.* Weinheim: Beltz.

Metzner, F., Reher, C., Kindler, H. & Pawlis, S. (2016). Psychotherapeutische Versorgung von begleiteten und unbegleiteten minderjährigen Flüchtlingen und Asylbewerbern mit Traumafolgestörungen in Deutschland. *Bundesgesundheitsblatt - Gesundheitsforschung - Gesundheitsschutz, 59,* 642–651.

Miller, K.E. & Rasco, L.M. (2004). An ecological framework for addressing the mental health needs of refugee communities. In K.E. Miller & L.M. Rasco (Eds.), *The mental health of refugees: ecological approaches to healing and adaptation* (pp. 1-65). London: Lawrence Erlbaum Associates.

Miller, K.E. & Rasmussen, A. (2016). The mental health of civilians displaced by armed conflict: an ecological model of refugee distress. *Epidemiology and Psychiatric Sciences, 4/16,* 1-10.

Ministerium für Inneres und Kommunales des Landes Nordrhein-Westfalen & Ministerium für Familie, Kinder, Jugend, Kultur und Sport des Landes Nordrhein-Westfalen (2013). *Handreichung zum Umgang mit unbegleiteten minderjährigen Flüchtlingen in Nordrhein-Westfalen.* Zugriff am 23.02.2016. Verfügbar unter http://www.lvr.de/media/wwwlvrde/jugend/jugendmter/rechtlicheberatung/dokumente_82/MFKJKS_Broschuere_Handreichung_UMF_Webfassung.pdf

Neuner, F., Schauer, M. & Elbert, T. (2013). Narrative Exposition. In A. Maercker (Hrsg.), *Posttraumatische Belastungsstörungen* (S. 327–347). Berlin: Springer.

Özkan, I. & Belz, M. (2014). Neue Wege in der Behandlung von traumatisierten Migranten, Stabilisierung jenseits von Sprache und Traumatherapie. *Nervenheilkunde, 33,* 451–454.

Parsons, R.G. & Ressler, K.J. (2013). Implications of memory modulation for post-traumatic stress and fear disorders. *Nature Neuroscience, 16,* 146–153.

Porter, M. & Haslam, N. (2005). Predisplacement and postdisplacement factors associated with mental health of refugees and internally displaced persons. *Journal of the American Medical Association, 294,* 602- 612.

Rauch, S.L., Shin, L.M. & Phelps, E.A. (2006). Neurocircuitry models of posttraumatic stress disorder and extinction: human neuroimaging research – past, present, and future. *Biological Psychiatry, 60,* 376–382.

Reicherzer, M. (2013). Behandlung der Borderline-Persönlichkeitsstörung mit der Dialektisch-Behavioralen Therapie (DBT)- Grundlagen und Dialektisch-Behaviorale Therapie. *Psychotherapie in Psychiatrie, Psychotherapeutischer Medizin und Klinischer Psychologie, 18,* 9–34.

Roozendaal, B., McEwen, B.S. & Chattarji, S. (2009). Stress, memory and the amygdala. *Nature Reviews Neuroscience, 10,* 423–433.

Rudolf, S., Bermejo, I., Schweiger, U., Hohagen, F. & Härter, M. (2006). Diagnostik depressiver Störungen. *Deutsches Ärzteblatt, 25*, 1754-1762.

Ruf, M., Schauer, M. & Elbert, T. (2010). Prävalenz von traumatischen Stresserfahrungen und seelischen Erkrankungen bei in Deutschland lebenden Kindern von Asylbewerbern. *Zeitschrift für Klinische Psychologie und Psychotherapie, 39*, 151–160.

Sachser, C., Rassenhofer, M. & Goldbeck, L. (2016). Traumafokussierte kognitive Verhaltenstherapie mit Kindern und Jugendlichen – Klinisches Vorgehen, Evidenzbasis und weitere Perspektiven. *Zeitschrift für Kinder- und Jugendpsychiatrie und Psychotherapie*, *44 (6)*, 479-490.

Scheen, T. (2015). Ground Zero of Rape. *Internationale Politik, 2*, 30–33.

Shin, L.M., Rauch, S.L. & Pitman, R.K. (2006). Amygdala, medial prefrontal cortex, and hippocampal function in PTSD. *Annals of the New York Academy of Sciences, 1071*, 67–79.

Sipos, V. & Schweiger, U. (2007). Gruppentherapie. In E. Leibing, W. Hiller & S.K.D. Sulz, (Hrsg.), *Lehrbuch der Psychotherapie für die Ausbildung zur/zum Psychologischen PsychotherapeutIn und für die ärztliche Weiterbildung, Band 3: Verhaltenstherapie* (S. 469-481). München: CIP-Medien.

Smid, G.E., Lensvelt-Mulders, G.J.L.M., Knipscheer, J.W., Gersons, B.P.R. & Kleber, R.J. (2011). Late-onset PTSD in unaccompanied refugee minors: exploring the predictive utility of depression and anxiety symptoms. *Journal of Clinical Child & Adolescent Psychology, 40*, 742-755.

Stolarski, M., Matthews, G., Postek, S., Zimbardo, P.G. & Bittner, J. (2014). How we feel is a matter of time: relationships between time perspectives and mood. *Journal of Happiness Studies, 15*, 809-827.

UNHCR (2014). *Bulgarien: UNHCR fordert Stopp der Rückführungen.* Zugriff am 10.12.2016. Verfügbar unter http://www.unhcr.de/home/artikel/73aeceabb9c24d05365fcc66d9fc07a6/bulgarien-unhcr-fordert-stopp-der-dublin-ueberstellungen-1.html

UNHCR (2016a). *Weltflüchtlingszahlen: Global Trends 2015.* Zugriff am 19.11.2016. Verfügbar unter http://www.unhcr.de/service/zahlen-und-statistiken.html

UNHCR (2016b). *Traurige Bilanz von 5 Jahren Krieg in Syrien.* Zugriff am 19.11.2016. Verfügbar unter http://www.unhcr.de/no_cache/detail/artikel/artikel//traurige-bilanz-von-fuenf-jahren-krieg-in-syrien-2.html

Van der Kolk, B.A. (1994). The body keeps the score: memory and the evolving psychobiology of posttraumatic stress. *Harvard Review of Psychiatry*, *1*, 253–265.

Walg, M., Fink, E., Großmeier, M., Temprano, M. & Hapfelmeier, G. (2017). Häufigkeit psychischer Erkrankungen bei unbegleiteten minderjährigen Flüchtlingen in Deutschland. *Zeitschrift für Kinder- und Jugendpsychiatrie und Psychotherapie,* 45, 58-68.

Witt, A., Rassenhofer, M., Fegert, J.M. & Plener, P.L. (2015). Hilfebedarf und Hilfsangebote in der Versorgung von unbegleiteten minderjährigen Flüchtlingen, eine systematische Übersicht. *Kindheit und Entwicklung, 24*, 209–224.

Zimbardo, P.G. (1995). *Psychologie* (6. Aufl.). Berlin: Springer.

Zimbardo, P.G. & Boyd, J. (2009). *The time paradox, the new psychology of time that will change your life.* New York: Free Press.

Zimbardo, P.G., Sword, R. & Sword, R. (2013). *Die Zeitperspektiven Therapie, Posttraumatische Belastungsstörungen behandeln.* Bern: Huber.

STICHWORTVERZEICHNIS

A

B

C

D

E

F

G

H

I

K

L

M

N

P

R

S

T

Gute VERHALTENSTHERAPIE LERNEN und BEHERRSCHEN

Wissen, das man gern griffbereit hat.

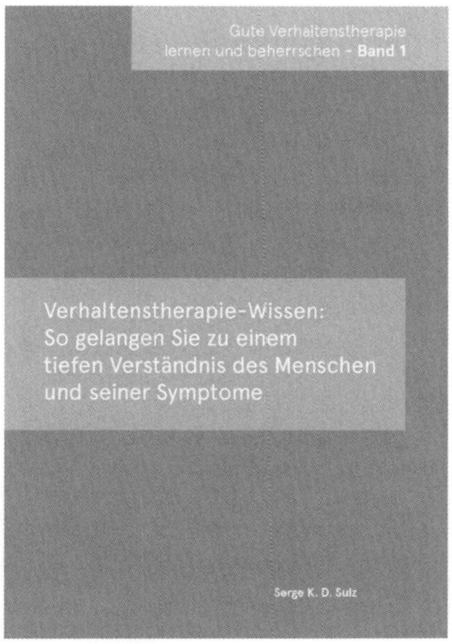

Band 1 – Verhaltenstherapie-WISSEN

So gelangen Sie zu einem tiefen Verständnis des Menschen und seiner Symptome

Können baut auf Wissen auf und Therapie auf Verstehen. Um zu dem notwendigen tiefen Verständnis des Menschen zu gelangen, der zu Ihnen in Psychotherapie kommt, ist ein profundes Wissen unverzichtbar:

| Umfangreiche empirische Forschung aus Psychologie und Neurobiologie
| Aktuelle wissenschaftliche Erkenntnis und Theoriebildung.

Das hilft,
- zu einer stimmigen Fallkonzeption,
- einer klaren Therapiestrategie und
- einer effektiven Behandlung zu gelangen und
- eine sichere und souveräne therapeutische Haltung einzunehmen.

ISBN 978-3-86294-046-2 | Hardcover DIN A 4 | ca. 350 S. | 59,–
4. Quartal 2017

Ein Therapiebuch als ständiger Begleiter.

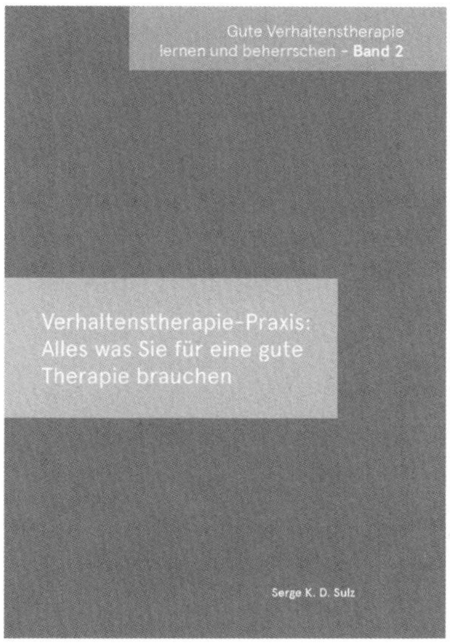

Band 2 – Verhaltenstherapie-PRAXIS

Alles, was Sie für eine gute Therapie brauchen

Moderne kognitive Verhaltenstherapie mit ihren
- störungsspezifischen evidenzbasierten Therapien,
- störungsübergreifenden Interventionen und der Wirkungskraft des Expositionsprinzips
- auf dem Erkenntnis- und Kompetenzstand der Verhaltenstherapie der dritten Welle
- fokussiert auf Emotionsregulation, korrigierenden Beziehungserfahrungen, Metakognition und Entwicklung des Denkens und Fühlens; dazu die Perspektive der evidenzbasierten Strategisch-Behavioralen Therapie
- schemaanalytisch (dysfunktionale Überlebensregel) und funktionsanalytisch (Reaktionskette zum Symptom)
- Alle wichtigen Interventionen anschaulich beschrieben ab der ersten Therapiestunde mit dem ersten Patienten

ISBN 978-3-86294-047-9 | Hardcover DIN A 4 | ca. 340 S. | 59,–
3. Quartal 2017

SPEZIALANGEBOT
Band 1 (VT-Wissen) UND Band 2 (VT-Praxis)
Sulz: Gute Verhaltenstherapie lernen und beherrschen
ISBN 978-3-86294-049-3 | 99,– € statt 118,– €

Buchbestellung: Herold Fulfillment GmbH | Raiffeisenallee 10 | 82041 Oberhaching | Tel. 0 89-61 38 71 24 | Fax 0 89-61 38 71 20
www.cip-medien.com | cip-medien@herold-va.de

GUTE KURZZEITTHERAPIE in 12 plus 12 Stunden

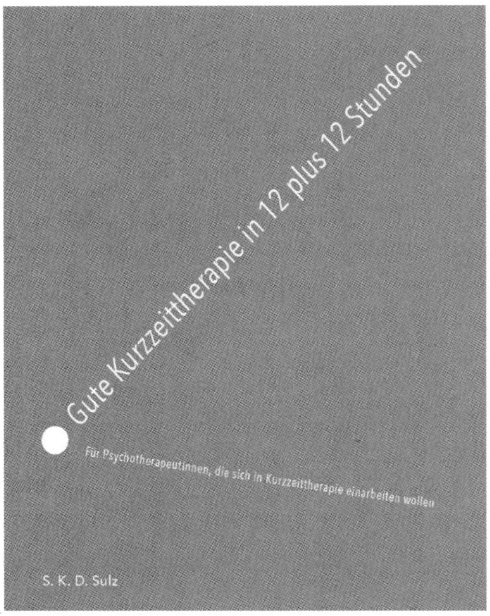

Kurzzeittherapie ist eine Kunst, wenn sie erreichen soll, dass der Patient anschließend keine weitere Therapie mehr braucht. Sie wird effektiv, wenn strategisch vorgegangen wird – nachdem ein tiefes und recht umfassendes Verständnis des Menschen zu einer stimmigen Fallkonzeption geführt hat.

Die Strategie wirksamer Kurzzeittherapie

- gründet auf einem tiefen Verständnis des Patienten,
- entspringt einem ganzheitlichen integrativen Menschenbild,
- konzipiert klar den Therapiefall,
- ist in der Anwendung auf den individuellen Menschen bezogen,
- geht einerseits empathisch mit dessen emotionalem Erleben mit,
- fordert ihn andererseits zu neuen Wagnissen heraus,
- die ihm die Erfahrung vermitteln, dass er einer sein darf und kann,
- der sein Leben und seine Beziehungen selbstbestimmt auf eine neue Weise angeht.

ISBN 978-3-86294-048-6 | Broschur 21 x 25 cm | ca. 350 S. | 49,– € | 3. Quartal 2017

PRAXISMANUAL Strategien der Veränderung von Erleben und Verhalten

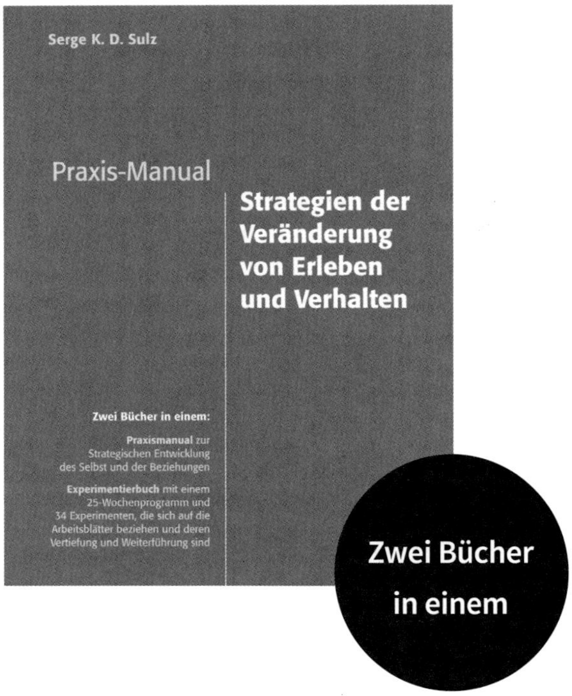

- Praxismanual zur Strategischen Entwicklung des Selbst und der Beziehungen
- Experimentierbuch mit einem 25-Wochen-Programm und 34 Experimenten, die sich auf die Arbeitsblätter beziehen und deren Vertiefung und Weiterführung sind

Ein sicherer Weg zu den Ursachen psychischer Fehlentwicklung. Eine zuverlässige Hilfe aus dem Dickicht fehlgeleiteter Gefühle zur Entwicklung einer gesunden Persönlichkeit.

Ein Therapiemanual mit einer Fülle von therapeutischen Interventionen.
Für Einzel-, Gruppentherapie und Selbsterfahrung.

ISBN 978-3-932096-78-5 | Hardcover 21 x 25 cm 377 S. | 37,50 €

SPEZIALANGEBOT

Gute Kurzzeittherapie in 12 plus 12 Stunden UND
Praxismanual zur Veränderung von Erleben und Verhalten
ISBN 978-3-86294-054-7 | 77,– € statt 87,50 €

Buchbestellung: Herold Fulfillment GmbH | Raiffeisenallee 10 | 82041 Oberhaching | Tel. 0 89-61 38 71 24 | Fax 0 89-61 38 71 20
www.cip-medien.com | cip-medien@herold-va.de